大医传承文库·名老中医经验传承系列

王琦经验传承

——创新思维与疑难病诊治

主 编 王 济

全国百佳图书出版单位
中国中医药出版社
·北京·

图书在版编目（CIP）数据

王琦经验传承：创新思维与疑难病诊治 / 王济主编 . —北京：中国
中医药出版社，2024.1

（大医传承文库 . 名老中医经验传承系列）

ISBN 978-7-5132-7968-0

Ⅰ . ①王… Ⅱ . ①王… Ⅲ . ①中医临床—经验—中国
—现代 Ⅳ . ① R249.7

中国版本图书馆 CIP 数据核字（2022）第 231844 号

中国中医药出版社出版

北京经济技术开发区科创十三街 31 号院二区 8 号楼

邮政编码　100176

传真　010 – 64405721

保定市中画美凯印刷有限公司印刷

各地新华书店经销

开本 710×1000　1/16　印张 12　字数 201 千字

2024 年 1 月第 1 版　2024 年 1 月第 1 次印刷

书号　ISBN 978-7-5132-7968-0

定价　49.00 元

网址　www.cptcm.com

服 务 热 线　010 – 64405510

购 书 热 线　010 – 89535836

维 权 打 假　010 – 64405753

微信服务号　zgzyycbs

微商城网址　https://kdt.im/LIdUGr

官 方 微 博　http://e.weibo.com/cptcm

天猫旗舰店网址　https://zgzyycbs.tmall.com

《王琦经验传承——创新思维与疑难病诊治》
编委会

《大医传承文库》
顾　问

顾　问（按姓氏笔画排序）

丁　樱	丁书文	马　骏	王　烈	王　琦	王小云	王永炎
王光辉	王庆国	王素梅	王晞星	王辉武	王道坤	王新陆
王毅刚	韦企平	尹常健	孔光一	艾儒棣	石印玉	石学敏
田金洲	田振国	田维柱	田德禄	白长川	冯建华	皮持衡
吕仁和	朱宗元	伍炳彩	全炳烈	危北海	刘大新	刘伟胜
刘茂才	刘尚义	刘宝厚	刘柏龄	刘铁军	刘瑞芬	刘嘉湘
刘德玉	刘燕池	米子良	孙申田	孙树椿	严世芸	杜怀棠
李　莹	李　培	李曰庆	李中宇	李世增	李立新	李佃贵
李济仁	李素卿	李景华	杨积武	杨霓芝	肖承悰	何立人
何成瑶	何晓晖	谷世喆	沈舒文	宋爱莉	张　震	张士卿
张大宁	张小萍	张之文	张发荣	张西俭	张伯礼	张鸣鹤
张学文	张炳厚	张晓云	张静生	陈彤云	陈学忠	陈绍宏
武维屏	范永升	林　兰	林　毅	尚德俊	罗　玲	罗才贵
周建华	周耀庭	郑卫琴	郑绍周	项　颗	赵学印	赵振昌
赵继福	胡天成	南　征	段亚亭	姜良铎	洪治平	姚乃礼
柴嵩岩	晁恩祥	钱　英	徐经世	高彦彬	高益民	郭志强
郭振武	郭恩绵	郭维琴	黄文政	黄永生	梅国强	曹玉山
崔述生	商宪敏	彭建中	韩明向	曾定伦	路志正	蔡　淦
臧福科	廖志峰	廖品正	熊大经	颜正华	禤国维	

《大医传承文库》
编委会

总 前 言

名老中医经验是中华医药宝库里的璀璨明珠，必须要保护好、传承好、发扬好。做好名老中医的传承创新工作，就是对习近平总书记所提出的"传承精华，守正创新"的具体实践。国家重点研发计划"基于'道术结合'思路与多元融合方法的名老中医经验传承创新研究"项目（项目编号：2018YFC1704100）首次通过扎根理论、病例系列、队列研究以及数据挖掘等定性定量相结合的多元融合研究方法开展名老中医的全人研究，构建了名老中医道术传承研究新范式，有效地解决了此前传承名老中医经验时重术轻道、缺乏全面挖掘和传承的方法学体系和研究范式等问题，有利于全面传承名老中医的道术精华。

在项目组成员共同努力下，最终形成了系列专著成果。《名老中医传承学》致力于"方法学体系和范式"的构建，是该项目名老中医传承方法学代表作。本书首次提出了从"道"与"术"两方面来进行名老中医全人研究，并解析了道术的科学内涵；介绍了多元融合研究方法，阐述了研究实施中的要点，并列举了研究范例，为不同领域的传承工作提供范式与方法。期待未来更多名老中医的道术传承能够应用该书所提出的方法，使更多名老中医的道术全人精华得以总结并传承。本书除了应用于名老中医传承，对于相关领域的全人研究与传承也有参考借鉴作用。基于扎根理论、病例系列等多元研究方法，项目研究了包括国医大师、院士、全国名中医、全国师承指导老师等在内的136位全国名老中医的道与术，产出了多个系列专著。在"大医传承文库·对话名老中医系列"中，我们邀请名老中医讲述成才故事、深入解析名老中医道术形成过程，让读者体会大医精诚，与名老中医隔空对话，仿佛大师就在身边，领略不同大医风采。《走近国医》由课题组负责人、课题组骨干、室站骨干、研究生等组成的编写团队完成，阐述从事本研究工作中的心得体会，展现名老中医带给研究者本人的收获，以期从侧面展现名老中医的道术风采，并为中医科研工作者提供启示与思考。《全国名老中医效方名论》汇集了79位全国名老中医的效方验方名论，是每位名老中医擅治病种的集中体现，荟萃了名老中医本人的道术大成。"大医传承文库·疑难病名老中医经验集萃系列"荟萃了以下重大难治病种著作：《脑卒中全国名老中医治验集萃》《儿科病全国名老中医治验集萃》《慢性肾炎全国名老中医治验集萃》《慢性肾衰竭全国名老中医治验集萃》《2型糖尿病全国名老中医治验集萃》《慢性肝病全国名老中医治验集萃》《慢性阻塞性肺疾病全国名老中医治验集萃》《免疫性疾病全国名老中医治验集萃》《失眠全国名老中医治验集萃》《高血压全国名老中医治验集萃》《冠心病全国名老中医治验集萃》《溃疡性结肠炎全国名老中医治验集萃》《胃炎全国名老中医治验集萃》《肺癌全国名老中医治验集萃》《颈椎病全国名老中医治验集萃》。这些著作集中体现了名老中医擅治病种的精粹，既包括学术思想、学术观点、临证经验，又有典型病例及解读，可以从书中领略不同名老中医对于同一重大难治病的不同观点和经验。"大医传承文库·名老中医带教问答录系列"通过名老中医与带教弟子一问一答的形式，逐层递进，层层剖析名老中医诊疗思维。在师徒的一问一答中，常见问题和疑难问题均得以解析，读者如身临其境，深入领会名老中医临证思辨过程与解决实际问题的思路和方法，犹如跟师临证，印象深刻、领悟透彻。"大医传承文库·名老中医经验传承系列"在扎根理论、处方挖掘、典型病例等研究结果的基础上，生动还原了名老中医的全人道术，既包含名老中医学医及从医过程中的所思所想，突出其成才之路，充分展现了其学术思想形成的过程及临床诊疗专病的经验，又讲述了名老中医的医德医风等经典故事，总结其擅治病种的经验和典型医案。"大医传承文库·名老中医特色诊疗技术系列"展示了名老中医的特色诊法、推拿、针灸等特色诊疗技术。

以上各个系列的成果，期待为读者生动系统地了解名老中医的道术开辟新天地，并为名老中医传承事业做出一份贡献。

以上系列专著在大家协同、团结奋斗下终得以呈现，在此，感谢科技部重点研发计划的支持，并代表项目组向各位日夜呕心沥血的作者团队、出版社编辑人员一并致谢！

总主编 谷晓红

2023年3月

序

习近平总书记指出，中医药是"祖先留给我们的宝贵财富"，是"中华民族的瑰宝"，是"打开中华文明宝库的钥匙"。从名老中医的经验中吸取营养，总结提炼其学术思想，继承发扬独具特色的理论体系和临证诊疗技能，是培养造就新一代名中医、提高中医临床服务水平的重要环节，是守正创新的迫切需要。保护好、传承好、发扬好名老中医就是"传承精华，守正创新"的具体实践。依托国家重点研发计划——基于"道术结合"思路与多元融合方法的名老中医经验传承创新研究（NO.2018YFC1704100）之一"名老中医经验挖掘与传承的方法学体系和范式研究"（NO.2018YFC1704101），我和团队提出了名老中医传承发展全人要素的构成与关系，并提出从"道"与"术"两个方面全人传承名老中医的经验。

王琦院士是一名临床、理论、科研、教学成绩均卓越的优秀学者。作为工程院院士、国医大师，他不仅提出了"中医体质"学说，而且构建了"辨体－辨病－辨证"中医诊疗模式与主病主方的临证用药理论，形成了对人体疾病与健康生命现象的独特认知体系，以适应纷繁复杂的临床实际。王院士还最早创建了中医男科学，在中医药治疗男科疾病领域起到了开创和奠基的作用。王院士先后培养了百余位硕博研究生及国家级、省市级学术传承人。古稀之年，仍谆谆提携后学。他在2021年开办"王琦书院"，开创了我国中医药领军人才培养的新篇章。高山仰止，景行行止，大师的为人、为医、为师、为学永远是我们学习的楷模。

通过多元融合方法的研究,高度凝练王琦院士的道术精华,形成此《王琦经验传承——创新思维与疑难病诊治》专著,本书生动反映了王琦教授学医及从医过程中的所思所想,突出了其成才之路,学术思想形成的过程及临床诊疗专病的经验。期待能够为读者系统了解王琦院士的学术思想指示堂奥,为名老中医传承事业作出一份贡献。

谷晓红

2023 年 3 月

前　言

名老中医经验传承是影响中医药事业发展的重要因素，传承工作中要注重道术结合。近些年中医药在人才培养、科学研究、成果转化等方面取得了显著的成绩，但仍存在重术轻道的问题，如思维方式、文化素养、精神品格等方面的传承仍相对欠缺。在当今时代环境下，多种观念交织，多种思维并存，"道术并重"对于中医药传承尤为重要。

本书系统介绍了王琦老师的为医和治学之道、思维方式和临证之术，以期传承王琦院士的道术全人信息。全文分为上下两篇，分别为大医之道与大医之术。上篇从精神境界与中医思维方面详细解读了王老师的大医之道。精诚为医、厚德育人、精勤治学是王老师精神境界的体现。为医，他秉承先贤之心，对患者一视同仁，尽力精心诊治。为师，他"绣出鸳鸯凭君看，乐将金针度与人"，重视思维的启发。为学，他提倡"独立精神，自由思想"，重视学术思维与方法创新。在传承工作中重视"以道驭术、道术相济，明道以修术，正道而强术"，并倾毕生精力推动中医药事业的传承发展。在创新思维引领下，王老师构建了"辨体 - 辨病 - 辨证"的诊疗模式，提出"主病主方"学术思想，不仅丰富了中医学的诊疗模式体系，也为解决临床疑难问题开辟了新的路径。下篇从辨治方法与用方特点、用药思路与核心方剂等方面深度挖掘了王老师的大医之术，并对循环、消化、内分泌、呼吸、精神神经系统疾病，以及风湿免疫性疾病、过敏性疾病、妇科疾病、皮肤科疾病、男科疾病、五官科疾病和其他疾病做了验案评析。

王老师是中国工程院院士、国医大师，是集中医临床家、中医理论家、中医科学家、中医教育家于一身的中医学者。他学验俱丰，构建并完善了中医体质学、中医男科学、中医藏象学、中医腹诊学四大学术体系，开拓中医原创思维、中医未病学等新的学科领域。医疗方面，他是主任医师，人事部（现人力资源和社会保障部）、卫生部（现国家卫生健康委员会）、国家中医药管理局遴选的全国名老中医药专家，曾任中央保健委员会会诊专家。国家中医药管理局为其成立王琦名老中医药专家传承工作室，北京市中医管理局为其建立王琦名医传承工作站，以传承其学术思想和学术经验。教育方面，他是北京中医药大学终身教授、博士研究生导师，国家中医药管理局全国老中医药专家学术经验继承工作指导教师，国家中医药管理局全国优秀中医临床人才研修项目指导教师，中医传承博士后指导教师。截至目前，先后培养博士后 20 人，博士、硕士研究生 130 余名，国家级学术传承人 11 人，各省师承人员 60 人及省市研修人才数十名。科研方面，是何梁何利科技进步奖获得者，国家 973 计划项目首席科学家，国家重点学科中医基础理论学科带头人，国家中医药管理局重点学科中医体质学科带头人，全国优秀科技工作者，中华中医药学会科技创新首席科学家。先后主持国家级科研项目 16 项（包括 973 项目 2 项，国家自然科学基金重点项目 2 项，国家社会科学基金重大项目 1 项），获得国家科学技术进步奖二等奖 1 项，省部级一等奖 9 项、二等奖 6 项，发明专利 18 项。主编专著 67 部，以第一或通信作者发表中文论文 498 篇，SCI 论文 50 余篇，H 指数 58，他引 20030 次。科普及社会公益方面，担任卫生部 2020 健康中国战略规划研究专家，国家中医药管理局中医药文化建设与科学普及专家委员会委员，首都中医药养生首席指导专家。获得"首都劳动模范""健康中国十大人物"等荣誉。

本书力图从道术两方面体现王老师的精神境界、学术思想和临床经验，为读者展现一位当代中医大家的"学术肖像"，以启迪后人，助力中医传承发展。

本书为国家重点研发计划——基于"道术结合"思路与多元融合方法的名老中医经验传承创新研究（项目编号：2018YFC1704100）课题一"名老中医经验挖掘与传承的方法学体系和范式"（课题编号：2018YFC1704101）的研究成果，受到科技部及北京康仁堂药业有限公司的资助，在此一并致谢。

本书编委会

2023 年 3 月

目　录

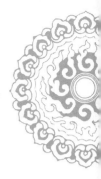

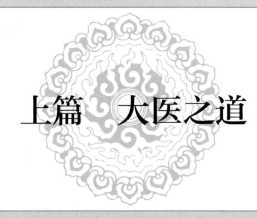

上篇　大医之道

第一章　精神境界

精诚为医、厚德育人、精勤治学是王老师精神境界的体现。作为一名医生，他秉承先贤"大医之心、大医之体、大医之法"，对患者一视同仁，无论贫富长幼妍媸，皆尽力精心诊治。作为一名老师，他主张"授人以鱼，不如授人以渔"，在教育中亲身实践"绣出鸳鸯凭君看，乐将金针度与人"，不仅重视知识的传授，更加重视思维的启发。他在传承工作中重视"以道驭术、道术相济，明道以修术，正道而强术"，并倾毕生精力推动中医药事业的传承发展。作为一名学者，他提倡治学之"独立精神，自由思想"，重视学术思维创新、研究方法创新，不固守拘泥，因此创立了"六大学术体系"，不断有新的原创性学术成果。

第一节　为医为师精神

一、医者父母心，杏林春雨情

王老师是饮誉中外的著名中医，但他对患者和蔼可亲，问病施方处处为患者着想，常常接济患者，对家境贫寒的患者，常免费为其诊治。曾经有一老母亲，带着她患有精神分裂症的儿子从东北来京求治，王老师视其家境贫困，便免费为其诊病达大半年之久；有一女青年患抑郁症，在为其治疗中，王老师得知她平素缺乏家庭及朋友的关爱，便特意在其复诊时送她一些小礼品，使女患者深受感动，病情也感觉减轻了许多；有一个患肾病综合征的19岁的山东患者，病情缠绵不愈，由其20多岁的姐姐带着进京来诊，因已在当地求医多年，钱将用尽，王老师得知后，将自己的名贵中药冬虫夏草送给他，并耐心细致地给他讲解此药如何与中药汤剂配合使用，让患者感激不已，也令侍诊于侧的学生们深受感动，对王老师崇敬有加。

"新疆来的一个小伙子求我加号，他说他已经度过了四天四夜。在戈壁滩住着，要先搭便车，然后再坐火车，16个小时才能到乌鲁木齐，乌鲁木齐到北京还有44个小时，为了挂上号，又守了一天一夜。就这样四天四夜过去了，他说完这个过程，我心里很难受，眼泪就下来了，我们做医生的若不能给他看好病，那就对不起他。"在王老师这深深的感叹里，是一颗医者菩提心发出的光亮。

除了临床对患者似父母般的慈心，王老师不断地去思考如何能够维护更多人的健康，他想将当代人群健康需求与中医体质学结合，"告诉老百姓，我是什么体质、我应该怎么管理身体，才能达到少生病的目的"。2005年，王老师带领团队开发出《中医体质量表》；2013年，王老师团队创立的中医体质辨识与健康管理被纳入国家基本公共卫生服务项目。如今，《中医体质量表》已被翻译成八种语言，使中医体质学原创成果实现了国际共享，为不同国度、不同民族的健康作出贡献。这种"誓愿普救含灵之苦"的大医之道，诠释了王老师自己的两句诗"但求慈航心中渡，不着袈裟亦如来"。

2018年8月19日，首个"中国医师节"之际，王老师参加国家中医药管理局学习贯彻习近平总书记重要指示精神座谈会，写了"大爱无疆之歌"，这首诗，既是对所有恪尽职守医界同仁的礼赞，也谱写出他自身作为医者的情怀与担当。

我们敬畏生命
那是因为生命的宝贵和圣仰
我们护佑生命
那是因为医生的天责
是为生命站岗 / 施诊桌旁
我们为每位患者点燃康复之光
无影灯下
我们为每位患者与死神顽强博弈与担当
山村田野
最美乡医为千家万户播洒最美的芬芳
夜深人静，一盏青灯
我们在"寻求古训，博采众方"
抗洪救灾，汶川地震
非典疫魔，伤痛悲凉
我们用自己的生命

换取受难者每一点新生的希望

无论你是大医、名医、乡村医

我们传递的是医者的善良

仁心仁术，悬壶济世

大医精诚，奏响生命的乐章

真善美，是我们群体的崇高形象

无私奉献，是我们永远不变的信仰

我们每一天用爱心构筑新的梦想

每一刻用真情获取安康

消融冰雪，让关爱春风荡漾

扫除阴霾，让人生充满阳光

健康大厦，需要医生坚强的脊梁

我们用赤子之心

铸成天地人间的大爱无疆

医者圣贤，功德无量

让总书记十六字精神永远传承发扬

山高水长，地老天荒

二、乐将金针度，甘为后人梯

"中医学的发扬光大，有赖于中医人；中医人的代代相传，有赖于中医魂；中医魂的固守熔铸，有赖于学术传承。"王老师在北京市名医传承工作站启动仪式上的这段讲话，阐释了他的传承教育观。执教四十多年来，他一直努力探寻中医药人才培养的模式，思考着中医的成才之路。王老师特别注重师承教育。他撰写了《中医成才的八大要素》等论文，提出师承教育系列观点，将中医人的成才规律总结为八句话：熟谙经典为其本，旁及各家为其川，学以致用为其充，精勤不倦为其博，勤于实践为其恒，精于临证为其巧，融汇古今为其变，自成机杼谓之家。

王老师把中医人才的标准总结为"广博的理论基础，丰厚的临床经验，精湛的医疗技能"，强调师徒传承"心要贴得近，脚要跟得紧，学要挖得深，术要悟得真"。中医教育有非常独特的个性特点，讲究"口授心传、心灵感悟、临证绝招"，这不是课堂上能够学到的。中医是集"师生、师承、师徒"三者为一体的特殊教育，国家近年来在中医界开创了师徒传承的教育模式，学校也设立了传承博士培养,把师承模式纳入学校教育体系,总的来说是策应了时代呼唤大医、名医、良医的迫切需求。

王老师 2005 年撰著的《师承论》,发表在"北京中医药大学学报",以独特的视角、精美的文笔论述了他对师承教育的观点。摘录开篇一段如下,以飨读者:古之师承,有业师授受、家学相传、私淑遥承多种,其间名家辈出,学派流衍,卓有建树者甚多,或续其余绪者,或与师齐名者,或青出于蓝而胜于蓝者,皆源远流长,蔚为大观。究其学术传扬,师之著述传其弟子者固多,而师之学验,得经弟子整理,始继绝存亡,获流传问世者亦复不少。是则,师传之功固当颂扬,而生之承衍,功不可没。子贡有云:"夫子之墙数仞,不得其门而入,不见宗庙之美、百官之富。"言其师者学问高深,求学者必入师门,方可得其门径,登堂入室,故学无师无以得高明、术无承无以得传薪。道之所存,师生同工,史实皆可稽也。在这篇文章中,王老师还总结了不可为师者五:学无广、学无勤、术无专、心无诚、目无远,不可以为师也。中医教育是一件很严肃的工作,时代在不断发展进步,如果为师者故步自封、思维僵化,既跟不上时代的要求,还可能约束年轻人的创造力。所以为师者,必须更加精勤,慎于德、专于能,方能不辱使命。

中医传承究竟应该传什么?王老师一直倡导思维的传承,而不是简单的知识灌输。"这种思维传承,才是活的传承。"王老师表示,在他看来,要做到活态传承,一是内容要活,二是形态要活。王老师先后培养硕博研究生、博士后 133 名,学术经验继承人 11 名,获全国优秀临床指导老师称号,他的多名学生也已经成长为体质学研究领域的领军人物。北京市中医管理局授予其"北京中医药薪火传承贡献奖"。王老师的传承工作已经形成了谱系传承、临床传承、教学传承、科研传承等"十大传承"和平台传播、业界传播、大众传播等"八大传播",为中医药人才成长培植厚土。他认为,中医药人才培养是一项应该从娃娃抓起的工作,他和孙光荣国医大师担任了《全国中小学中医药文化知识读本》的主编,这套书已出现在中小学孩子们的书包和案头,受到广泛欢迎,被国家科技部评为"2020 年全国优秀科普作品"。

王老师的学生说,做王老师的学生"既幸福又痛苦"。跟师过程很痛苦,因为王老师要求学生"四会":会临床,会科研,会著述,会演说。掌握这四个"会"的任何一项,都对学生有很高的要求。出手能解决疑难病症,提笔能表达思想逻辑,既能应对现代科学要求,又能做到胸有乾坤的大家风范。四者在一定的高度上融会贯通,就形成了大医的境界。对于学生来说,要集于一身确实很难,非一日之功,但不如此无以为大医、名医、良医。所以,王老师对学生还有四个不能容忍——最不能容忍的是胸无大志，最不能原谅的是放弃追求，最不能允许的是浮躁轻率，最不能宽宥的是敷衍搪塞。目标明确，扛住蜕化过程的痛苦，有一日终于脱颖而出的时候，就像蛹化为蝶，那将是常人不及的幸福。

回首一批又一批的学子经过王老师这个驿站成长为杏林人才，略微能够回报他传承岐黄的殷切之情，王老师心下自有几分欣慰。王老师常说，感谢一代代青年才俊走进杏林，用他们的青春和生命承续、丰富了岐黄之学，使筚路蓝缕发端的一个个学科体系，有了更加生动开阔的发展气象。所谓"道之所存，师生同工"，他们的艰辛付出，不仅是对于一个学术体系的贡献，也是对于整个中医发展的贡献。

"为师重在言传身教，老师常常结合自己的成长经历，不时向我们袒露出青年时期的学习中医历程、在家乡行医时的心得、蜡烛灯下小楷抄写古典医著的快乐，以及作为第一届全国中医研究生的自豪。"王老师的学术继承人、北京中医药大学教授骆斌说道："在追随老师学习期间，我们不仅深刻体悟到了老师对事业、对人生的追求与情感，更感受到了老师在治学道路上的不断修行，那种上下求索、臻于至善的精神，时刻激励我们成长。"

德国哲学家雅斯贝尔斯说："教育的本质是一棵树摇动另一棵树，一朵云推动另一朵云，一个灵魂唤醒另一个灵魂。"他告诉我们，教育真正的价值是一种启蒙，一种唤醒，一种打开，一种点燃，一种开悟，一种得道……韩愈在《师说》也有云："师者，所以传道授业解惑也。"王老师的教育理念正是"以传道为先"。他常说："有道无术，术可求也；有术无道，止于术。"在传承工作中要做到以道驭术、道术相济，明道以修术，正道而强术。

一位好的老师，传授给学生的不仅仅是些中医基础知识、诊疗技术和经验，更应教育学生重视学习在疾病诊疗过程中思维方式、认知方式，学一些方法论。对一些疑难病，或在治疗过程中临床疗效不好时，除了应总结分析技术和经验外，更应从思维方式上、思维角度上去考量。学生跟老师学习，应不仅限于继承老师的秘方、验方、临床经验之类。如果流于表面观察、总结老师看什么病，用什么方，加什么药，这种学习的结果仅为"形似"。跟师学习更应观察、分析、思考老师在临床诊疗活动中，在著书立说中的思维方式、思维过程和思维取向的分析和总结。只有这样，才能继承老师几十年思想结晶的真谛。高明的医术是由人脑产生的，如果单纯注重知识与技术的灌输或积累，势必头脑僵化，当然谈不上应变力和创造力，也就是所学知识与技术不能真正"活化"。

近些年，王老师一直在思考如何对中医高端人才进行再培养。经过酝酿和努力，2020年6月6日在自己的高徒中启动了"王琦书院"师承平台，通过网络会议的形式在线上举行了"王琦书院"开学典礼，受到了各级领导的高度重视和大力支持，人民网—人民健康网、《中国中医药报》《健康报—中医周刊》等新闻媒体对书院开办进行了报道。线上书院运行一年多，社会反响热烈。2021年6月21日北京中医药大学正式发文成立"北京中医药大学王琦书院"，并于9月10日教师节当天在北京会议中心举办了成立大会。中央和国家机关有关部门领导、北京市相关单位领导、部分兄弟院校领导、兄弟单位领导、相关领域专家、企业代表、相关媒体代表，北京中医药大学全体校领导、相关党政职能部门负责人、教师代表、学生代表等共同参加了大会。共计62位院士、14位国医大师、13所高校领导，以及文化名人、专家学者600余人通过线上和线下的方式参会。

王老师为书院拟定的办学宗旨：发经典之奥义，融现代之新知，汇百家之言论，畅自由之思想。人才培养目标：遵循中医药人才成长规律，培养中医药高层次领军人才。书院师资由118名两院院士、国医大师、国学名师、各界名人组成，并且将不断邀请新的师资加入。书院设立首都名中医班、岐黄学者班、高徒班、海外班四个班。根据不同班级的特点及研修目标，制定统一化和个性化相结合的研修内容。研修方式不同于现有的课堂和师承教学，创造性地将课堂讲授、名家讲坛、名医堂教学、师生问难、自学研修、基层实践等结合起来。正如同行评价所言，王琦书院的开办是当今中医药界的空前盛举，将开启中医药教育的崭新模式。

第二节　治学弘道精神

王老师身为国医大师，对"大师"这一称谓有自己独到的看法。他认为，所谓大师，应在某一领域开启山林、独树一帜、引领方向，其学说应当有持续影响力，在学术群体中广为传播，并可被复制。他也是以这六个方面为目标和标准要求自己，努力求知，不断创新，并以毕生所学为中医药事业的发展和传承躬行实践。

一、好学近乎知，力行近乎仁

"入不敷出"，是王老师经常挂在嘴边的一句话。尽管其学术造诣已经得到公认，但他依然觉得自己学得太少，做得不够。"人不学习，就容易膨胀。

我每次读《达·芬奇传》《霍金传》，都觉得自己太渺小。总有人说我是'大咖'，但我觉得和他们相比，我连'小咖'都算不上。"王老师说："多学习、多工作是我内心深处最朴实的想法，不值得称道。"

王老师给自己制定了长短两种计划，即：3～5年的阶段计划，用于酝酿构思重要的学术课题和著书立说；本年之内的短计划，用于读书学习、资料收集和有关文章的撰写。长计划好比种树，使之成材、结果。短计划好比种菜，可以短期收获。数十年来，这种长短结合的"间作"从不间断。日日劳作固然辛苦，但看到耕耘的收获，也就"衣带渐宽终不悔"，得到了极大的满足和补偿，这就是事业惠予的幸福。王老师主编或参加编写的著作60多部，有的连续再版，如《中医藏象学》已印刷5次，进行第4次修订再版。《王琦男科学》已第4次修订出版。《九种体质使用手册》已第15次印刷，发行13万册。有的在国外发行，有的被译成外文，如《中医体质学》被翻译成日、韩、英等多种文字。加上发表的500余篇学术文章，累计有几百万字，每一篇刊出前，都要几易其稿，因此仅撰文底稿就装订了20多集，也正是这些，记录着王老师生命和事业的旅程。

王老师每天的时间都安排得很满，数十年如一日，临诊、带教、科研、学术交流，工作日程排得非常紧。他的儿子回忆道："爸爸总是特别忙，上门诊，给研究生上课，写书、写论文，印象特别深的是每天一吃完晚饭，他就钻进他的小书房，一直工作到很晚。我记得在他的办公桌玻璃板下，压着一篇写苏联昆虫学家柳比歇夫如何珍惜时间取得巨大成就的短文。"如今的王老师，虽已近耄耋之年，工作节奏却没有丝毫放松，繁忙的事务填满了他的日程表：门诊、教学、社会工作、行政事务、学生管理等，他把要办的事分成若干单元，按每天的进度用表格画在记事本上，写明起讫日期，办完即画"√"，以免遗漏。王老师常说，除去常规工作的8小时，从晚7点左右到12点以前还可工作5个小时，一年可得1825个小时。如果说生命的尺度是时间的话，那就多获得了"额外"的76天生命。从某种意义上说，时间的丢失就是事业的丢失，时间的消耗就是生命的缩短。与时间赛跑，在有限的时间里做更多的事……正是这份异于常人的坚守与付出，成就了今日的王老师。

"我不太会生活，常常把沐浴露当成润肤露，把洗面奶当成牙膏……"，王老师常常这样自嘲。这位"不会生活的先生"被北京中医药大学逸夫科研楼看门的老大爷深深记住了——"每天背书包来，就像小学生上学堂，岂止是上学堂，一年四季，基本上寒暑假、周末都来上班！"为什么要每天背书包来学校？王老师解释道："现在有很多会议、很多学术活动、讲学发来邀请函，我每天都在筛选，每天都在推脱，但是人情难却，一去讲学，时间就不够用了，我觉得总是处在终日惶惶、入不敷出的状态，所以每天要背着书包来到学校，向书本学，向同道们学，向我的前辈们学，也向我的学生们学……"王老师就是这样，永远把自己当作一个求学者，为了中医学能够利益苍生，他不断埋首耕耘、勤学苦读，"风一更，雨一更，守着黄卷伴青灯"。

他像一个年轻的"75"后，始终保持着探索未知的激情。他不仅精勤于对中医经典的挖掘与梳理，常年在《黄帝内经》（简称《内经》）《伤寒杂病论》等古代经典医籍中爬梳，领衔编撰了《素问今释》《黄帝内经专题研究》《运气学说的研究与考察》《伤寒论讲解》《伤寒论研究》《伤寒论注评》等专著。他还通过带团队做国家自然科学基金、973计划项目等课题，创新性地将体质学与生物物理学、基因组学、蛋白组学、肠道微生态学等多学科联系起来，用现代科学方法来诠释中医体质。同时也制定了体质判定标准，实现了中医体质判定在临床操作方面的规范化和标准化，为传统医学和现代医学的沟通架起了桥梁，为中医现代化提供了研究范式。

半个多世纪的学术之路，王老师一直用自己的实践在诠释传统中医如何"返本开新"。他常说，人要尽最大努力去不断充实自己，完善自己，以适应不同时期、不同环境的需求。当你已经一步步跨越的时候，你就会真实地体会到"蓦然回首，那人却在灯火阑珊处"的满足与愉悦。路是人走出来的，而对于王老师来说，中医之路、治学之路、人生之路，充满希冀、艰辛、拼搏、愉悦，有奋斗、有收获、也有挫折，经过不断追求与探索，最终看到"等闲识得东风面，万紫千红总是春"的绚丽风景。

二、欲穷三千界，须上八百盘

古人云："欲穷大地三千界，须上高峰八百盘。"一个人只有站得高，才能看得远。而如何才能达到"会当凌绝顶"的境界，需要靠一步一步地攀登，这就不得不从王老师的成才之路说起。在这个攀登历程中，既有个人的艰辛努力，也离不开前辈的指点和引领。

王老师早年在家乡江苏高邮，先后师承高邮名医朱月桥、南京中医学院临床带教老师江韵樵先生学习。他整理江韵樵先生的门诊病例《服曼陀罗过量引起中毒症的一例报告》并在《江苏中医》发表，整理朱月桥先生《麻疹三字经》获得了高邮县科技一等奖。在高邮市中医院做医生时，临证之余，学习了《内经知要》《汤头歌诀》《药性赋》《医宗金鉴》《医学衷中参西录》

等中医书籍。在家乡从医这段时间，他就成了当地小有声名的"名医"。王老师在基层医院工作的时期，不仅打下了坚实的临床基础，而且在《新中医》等国内知名期刊发表了十余篇中医临床研究论文。其中，1975 年发表的《青蒿治疗疟疾 125 例疗效观察》是最早将青蒿以煎、冲、榨、泡等不同方法进行处理，以观察其截疟疗效的论文。

1975 年，卫生部举办全国中医研究班，各省选送一名中医到北京学习 2 年。经过层层选拔，1976 年 3 月，王老师和全国各地选送来的学员共 35 人在北京西苑医院举行了开学典礼。这个班是由中医前辈岳美中先生倡导开办的，被誉为"中医黄埔"。岳美中先生是一位学识渊博、经验丰富、医术精湛的著名医学家，也是一名长期致力于中医传承发展的教育家。为了培养中医后备力量，他多次向中央提出培养中医高级人才的建议。获批后，他以 70 多岁的高龄奔走筹备，开学后亲自担任班主任，并带病亲自授课、指导教学。岳老有深厚的中国文化根基，对各家之说均有深研，又极其重视临床，医名隆盛。他对学生的要求就是六个字：读经典，做临床。这几乎成为现代中医教育的不二圭臬，也是引领每一代中医人的航灯。

1978 年，王老师结束研究班的学习回到家乡。这一年全国恢复了高考，也恢复了研究生教育，卫生部中医研究院与北京中医学院合办的第一届中医研究生班招生，王老师给岳老写信，表达了希望继续深造的心情，得到老人家的殷切鼓励。在当年报考的 1300 余人中，被录取的仅有 50 人。王老师脱颖而出，成为其中的一员，进入首届全国中医研究生班学习，并经历了从"师承教育"到"学位教育"的转换。

首届研究生班还是由岳老担任班主任，方药中老师为副班主任，因当时是中医研究院与北京中医学院联合办学，后来又延请了任应秋、董建华、刘渡舟老师任副班主任。据王老师回忆，中医研究班和首届中医研究生班的授课老师还有王文鼎、赵锡武、施奠邦、钱伯煊、王伯岳、耿鉴庭、马继兴、余瀛鳌、程莘农、路志正、谢海洲等，都是医德高尚、学验俱丰的大家，他们不但在医学理论和实践方面毫无保留，而且更以高尚的人格熏染着每一位学子，体现了他们博大的中医情怀和深厚的人文基础、中医经典基础。在老师们的教导下，当时的王老师和他的青年同学们在学问、实践和医德各个方面都有了极大的进益和提高。

岳老逝世后，方药中老师承担了研究生班的教学、组织等工作，也就是王老师的研究生"导师"。当时的研究生教育，是根据中央下达的"系统学习，全面掌握，整体提高"十二字方针组织教学，核心还是强调对经典理论的学习及临床诊疗水平的提高。方老为人爽直，在中医界有着极好的人脉，他向全国广邀中医大家为研究生班讲课，除在京的中医名家，还有外地的著名中医大家如邓铁涛、姜春华、朱良春、任继学、张琪、黄星垣、裘沛然、李今庸、何任等，一时名贤，都被请来躬身亲授中医大道。从首届全国中医研究生班走出来的学员，都在中医界的许多岗位发挥了骨干作用，成为中医界知名专家学者。王老师研究生毕业后，由方药中先生推荐留校任教，在中国中医研究院（现中国中医科学院）研究生部担任教育工作。

在研究生班期间，在方老的鞭策下，王老师和同学编写了《伤寒论注评》等书。1979 年，方老推荐王老师参加《实用中医内科》的编写。这本书的编写团队云集了任应秋、张伯讷、朱良春、任继学、董建华、邓铁涛、陈可冀、王永炎等全国一流的知名中医大家和青年才俊，专业力极强的编写队伍使这本书一经出版，立刻成为当时的内科权威著作，并一直延续到现在。留校任教后，方老先后命王老师讲授《黄帝内经》《伤寒论》，讲授经典使他的经典基础更加扎实，成为日后各种研究成果的重要源泉。

王老师曾经对 112 位名老中医的治学成才之路做过研究，其学术基础无一不以经典著作为根本，无论是跟师、自学、科班出身，或是由流及源，即先从背诵《药性赋》《汤头歌诀》《濒湖脉诀》《医学三字经》（即四小经典）开始，或是由源及流，都曾精研《内经》《伤寒论》《金匮要略》《难经》《神农本草经》等经典著作，从研究白文（即未加注解的原文）开始，再参阅各家注解，通过对经典著作的熟读与深入研究，并在实践中反复体验，甚至精研一生，最终达到得其精要，为临床工作奠定了厚实的中医理论基础。

王老师认为，经典是中医学理论产出的源头，经典读不深，源头不充沛，流就不长远。他所创立和完善的中医体质学、中医男科学、中医藏象学、中医腹诊学，无不来源于经典。他早期曾写过《〈内经〉体质论》，成为后来《中医体质学说》的肇始。他主编的《中医藏象学》也源于《内经》藏象部分的内容，以及历代医家对于藏象理论的发展，融入自己的感悟和思维架构方法，形成藏象学理论体系，确立了中医藏象学的地位。又如《内经》里说到"治未病"，触发他对"治未病"进行系统研究，写成一本《中医治未病解读》，成为中医预防保健的重要文献。

《伤寒论》是经方的代表作，王老师在很多男科病、过敏病的临床上常使用经方。比如治疗过敏性哮喘用麻杏石甘汤，治疗前列腺炎用当归贝母苦参丸，治疗抑郁症用柴胡加龙骨牡蛎汤，运用经方都卓有成效。他的方子"药味少、疗效好"，得益于对经方的理解和把握精准。他还写了《经方应用》

《伤寒论研究》等书，介绍研究与应用经方的心得体会。当时读经典的成果还包括《黄帝内经专题研究》《伤寒论讲解》《运气学说的研究与考察》《素问今释》等，这些书出版后都得到了国内外的普遍认可。其中，《素问今释》由任应秋教授亲自题写书名并做导论，耿庭鉴研究员作序，袁家玑教授题词，集一时之盛。德国汉学家文树德教授针对《黄帝内经专题研究》还写来两封热情洋溢的信，表达了一个异域学者对中医经典的热爱，以及对相关深入研究资料的渴求。

王老师回忆起 20 世纪 70 年代读研究生时的一件事，有一次和几个同学一起散步，就说要一起注释《内经》，因为当时找参考书很困难，想诠释好《内经》很不容易。所以他们向任应秋老师报告了想注解《内经》的打算，没有想到任老师很严厉地说："王琦，你们要注解《内经》需要多深的小学考据功底！没有这个功夫怎么行！"王老师小声说："老师，让我们试试吧，不行再说。"任老回头摆摆手说："我知道你王琦打定主意干一件事，不干是不罢休的，看你干成什么样吧！"原来"小学"是要具备文字学、音韵学、训诂学等基本功，任老师幼年得经学大家廖季平亲炙，4 岁便开始通读《十三经》，他对《内经》引用的古代文献、校勘注解《内经》诸家如数家珍，而这些年轻人要想注解《内经》，要过任老这一关就必须下足气力。后来，王老师常常骑着自行车往返于西苑医院与北京中医药大学图书馆之间，带一个馒头、"啃"一本书。在宿舍的墙上拉起细细的绳子，绳子上挂满了写着字词注解、释义、考据的纸条，按照题解、提要、原文、注解、语译、讨论的顺序对《内经》81 篇进行了详细注释，几位同窗焚膏继晷，一年后基本完成了书稿。任老师阅完书稿后主动把自己的《内经十讲》给这本书稿当导论，又亲自给书题名为《素问今释》，任老的首肯对他们来说是非比寻常的器重和鼓励。而这本书后来不仅成为注释《内经》的畅销书，而且在海外翻译出版，并被德国学者收入《内经》文献库。

王老师在《岐黄传人——我的中医之路》里写道：经典是中医的根基，是智慧的泉源，是往圣先贤为我们留下的宝贵的财富。犹忆当年在老师们的指导下，我刻苦研读经典的场景，犹忆寒暑假时在恩师的督促下，钻研经典，与同学一起撰写论文著作的历程，那时虽然生活清苦，但是乐在其中，"饭蔬食，饮水，曲肱而枕之，乐亦在其中矣"。经典学习的动力一是来源于临床，一是来源于教学，临床的复杂多样使我们不断地探求经典理论的实践价值，使经典的内涵不断得到丰富和充实。教学的任务使我们更深刻地钻研经典理论本身的深层内涵，并在教学中结合临床实践，深入浅出地讲解，使学生们感受经典无穷魅力的同时，系统学习经典著作的理论，为临床输送经典根基扎实的中医人才。他说："正是在年轻时打下的经典的根基，为我今后的学术和临床生涯打下了坚实的基础。"

三、高瞻而远瞩，智圆而行方

《淮南子·主术训》曰："凡人之论，心欲小而志欲大，智欲圆而行欲方。"方圆就是一种智慧哲学，是东方文化的灵魂之一。何谓"智圆"？这是指思考问题要变通灵活。"医者意也"，讲的是中医从思维角度切入解决问题的智慧方法，是中医的灵魂。凡是大有所成的人，无不是在思维上居高临下，来认识和驾驭有形的物质世界，形成新的见解。历史上每一位集大成的医家，都非常重视思维的问题，所以才能创造出很多新的理论。比如王清任对于气血的研究，在充分认识和领悟《内经》"血之与气并走于上，则为大厥"（《素问·调经论》）的基础上，创制了名方建瓴汤，这就是在思维高度指导下的临床实践创新。再如"阳气者，若天与日，失其所，则折寿而不彰，故天运当以日光明"（《素问·生气通天论》），扶阳派从这段经文中领悟到阳气的重要性。王老师认为，经典的源头给了我们以后，要使之再生，形成新的理论思维，这才是中医学活的灵魂。

作为中医学理论核心的中医思维，它所体现的是关系与调控思维而非唯实体思维，是"象"思维而非概念思维，是复杂思维而非线性思维。它在内容和形式上虽然不是现代的，但其思维上却不是落后的，而是先进的，甚至是超前的。如今，对优秀文化回归的思潮迭起，中医学作为中国传统文化的重要组成部分，对中医原创思维的研究不仅是时代的呼唤，也是中医学自身发展的需要。中医原创思维对生命与疾病的认知，是构成中医学理论与实践的关键所在。原创思维是基于科学和文化内涵的创新性思维，是一个国家和民族发展与进步的灵魂所在。如果离开了中华民族的原创思维，就会失掉博大精深的中华传统文化与民族精神。因此，原创思维是思维科学研究中最重要的一个层面。原创思维是解决科学难题、推动社会进步的核心动力。有人曾对百年诺贝尔奖得主的思维模式进行分析，结论是他们都具有原创思维，能够从思维的更高层次提出问题、研究问题、分析问题和解决问题。

关于中医思维的研究已经引起国家的重视，国家科技部于 2010 年将"中医原创思维与健康状态辨识方法体系研究"纳入国家重点基础研究发展计划（973 计划）中医基础理论重大研究专项之中，王老师担任该项目的首席科学家，提出中医原创思维是以"取象运数，形神一体，气为一元"的整体思维模式，即中医学的"象数观－形神观－一元观"。这一模式的提出，体现了对中国哲学及思维科学的贡献。模式根源于中国传统文化和中国哲学，从中医理论研究的源头做起，概括了中医学的哲学观，印证了哲学与医学的关系，从哲学的高度把握了中医学发展的大方向。中医药有深厚的文化底蕴、人文情怀和哲学内涵，它不仅体现了中国哲学的生命力，还能为现代科学发展提供借鉴。正如中国社会科学院学部委员、中国哲学史学会名誉会长方克立所说："中医学是中国哲学的重要组成部分，如果没有中医学中国哲学是不完整的，要了解中国哲学思维方式最有效的途径之一就是深入了解中医思维。"2012 年 6 月 11 日《光明日报》以"原创思维是国家进步的灵魂"为题专篇报道了王老师的中医原创思维研究。

何谓"行方"？这是指行事要方正不苟。王老师在对待传统文化的态度上，认为我们一定要尊重中华民族的传统科学文化，不断清除"民族虚无主义""西方文化中心论"思想的影响，确保我中华民族优秀中医药文化以健康的脚步走向世界，以整体论思想促进世界科学技术的进步。同时，应该清楚地告知中医药青年，应坚信中医药文化的悠久历史，不断地探索中医药学这一伟大宝库中前人所留给我们的科学启迪。

中医学是中华文明的瑰宝，是中国传统文化的重要组成部分，更是当今唯一的仍在发挥重要作用的传统科学技术。大量事实证明，经过了无数医家数千年临床实践所积淀发展起来的中医药，不仅经得起临床疗效的检验，还能弥补西医的许多不足。随着我国中医药事业的发展和政府的大力支持，中医药学已经远播世界 130 多个国家和地区，为世界人民的健康事业作出了重要的贡献。早在 2002 年世界卫生组织（WHO）就认识到"传统医学是重要的卫生保健资源"，"正得到广泛应用，并对卫生系统和经济起着日益重要的作用"。并且 WHO 在大量调研中觉察到了对待中医学的错误态度，因而在《传统医学战略》中曾专门强调指出对中医学"盲目的热情"和"无知的怀疑"都是不可取的。

王老师从事中医临床、教学、科研工作 50 余年，深感中医文化对中医药事业发展的重要性，深厚的中医文化根基是引领中医药走向未来的保障。他将中医文化的价值取向概括为凸现中医药文化的价值、显现中医药文化的魅力、体现中医药文化的自觉、探索中医药文化的走向、适应中医药文化的转型、推动中医药文化的认同、促进中医药文化的传承、策应中医药文化的冲突、营造中医药文化的精神、融入中医药文化的主体、推行中医药文化的普及、映现中医药文化的复兴。这可使中医药学适应社会日益增长的医疗保健需求，继续保持中医药在世界传统医学学术中心的地位，使我国医学理论更快进入世界医学的先进行列，是王老师的职业理想。他毕生都在向这个理想挺进的路上孜孜不倦，奋斗不息。

四、博学以广闻，立言以践行

在《杏林传薪——王琦学术思想研究》一书中，弟子靳琦总结王老师学术特长为"通古汇今，知常达变，创三辨理论泽被万众；博学广闻，立言践行，做四大学问自成一家"。在王老师从医 50 多年的历程中，不断追古述今、凝练升华、开拓新论。

（一）博学以广闻

中医学是一门历史悠久的医学，是一门博大精深的医学，是一门东方智慧之学。中医理论蕴含着丰厚的东方文化，涉及文、史、哲、理各个方面，欲学好中医，只有把握其理论渊源，才能真正理解中医学的宏富内涵。古往今来，凡欲成大医者，都必须具有广博的知识。《内经》中就有"上穷天纪，下极地理，远取诸物，近取诸身"的要求。汉代张仲景提出要"勤求古训，博采众方"。唐代名医孙思邈在《备急千金要方》里说："凡欲为大医，必须谙《素问》《甲乙》《黄帝针经》、明堂流注、十二经脉、三部九候、五脏六腑、表里孔穴、本草药对、张仲景、王叔和……诸部经方……如此乃得为大医。"简而言之，欲为大医，就必须博极医源，精勤不倦，这是唯一的路。

王老师的治学过程经历了三个阶段。第一阶段是"博涉医源"。除了《伤寒论》《金匮要略》《本草备要》《汤头歌诀》《医宗金鉴》这些必读的著作，他还阅读了许多名医医案，包括《丁甘仁医案》《临证指南医案》《全国名医类案》，并且对不同医家的学术思想也广为涉猎，如《杂病源流犀烛》《医学衷中参西录》等。大量的阅读为王老师日后深厚的中医功底打下基础。第二阶段是"精研医理"，从 1976 年参加中医研究院举办的全国中医研究班开始，到后来读研究生，他对《内经》《伤寒论》《金匮要略》《温病条辨》等进行了较为深入的学习和研究，并参与了对医学经典著作的注评。其学习方法是通读全文、提要钩玄、译释注评、专题研究。在这期间，王老师一边学习方药中、岳美中、赵锡武、王文鼎等名老中医的经验，一边阅读较多的古代书籍，如《备急千金要方》《外台秘要》《脾胃论》《景岳全书》等，使中医理论功底和临床水平有了较大提高。第三阶段是"知识扩展"，在王老师后来几十年的教学、临床、科研工作中，由于涉及许多学科知识，他还广泛阅读学习了一些西医学的书籍，如内科、生殖医学临床的书，以及分子生物学、免疫遗传学，乃至科研方法等相关著作，同时也接触一些其他西方文化和科技方面的书籍，作为对中医学研究的参照。正是由于对各科知识的广泛涉猎，使王老师成为一名"现代派的老中医"。他的眼光和格局，对中医学的认识和把握，绝不是仅仅停留在传统层面。业余时间王老师也经常阅读古代散文、诗歌、史学、哲学等方面著作，感受中医学在东方文化中的血脉浸润，拓展了思维的维度。

处在不同的读书阶段，就会进入领悟、升华、演绎的三种不同境界。理论学习，首先是领悟，也就是寝馈其间，对理论与思想的理解与把握，使心有所感，豁然贯通。如《伤寒论》论"喘"有22条，有风寒束表、肺气失宣之喘，有里热炽盛、胃肠实热之喘，有肾不纳气、阳气衰微之喘，有里热伤阴、阴竭便结之喘等，病变涉及肺、胃、肠、肾、脾等脏腑，不独在肺，从中得到较系统认识而灵活地用于临床。这是读书的第一境界。第二境界就需从理论的梳理中"爬罗剔抉，刮垢磨光"，并能应用其理论思维，通过临床实践，形成自己的认识加以升华。如"宗筋"在《内经》中有不同所指，王老师在学习过程中对宗筋概念、生理功能及其与相关经脉的关系做了系统论述，并指出"阳痿从宗筋论治"的理论意义，通过长期临床总结出抑郁伤肝，宗筋无能致痿，治以疏肝解郁，调达宗筋；肾气不足，宗筋失养致痿，治以温补下元，振阳起痿；湿热下注，宗筋弛纵致痿，治以清热利湿，苦味坚阴；阳明受损，宗筋失润致痿，治以健脾益气，滋生阳明；血脉瘀滞，宗筋失充致痿，治以活血化瘀，通其脉络，从而为中医治疗阳痿提供了新的见解。

中医理论历来都是通过医家的不断创新而向前发展的。演绎境界要求的是既能融会贯通，又能形成创见。比如刘完素的"六气皆从火化"、李东垣的"脾胃受损，百病由生"等。创新境界是读书的最高境界，不形成理论，就不能产生突破。临床上王老师十分注意结合实际进行理论拓展，提出新说，以有效指导治疗。如他在治疗脾胃病的过程中提出"脾胃外感"新说，认为现代中医临床不少脾胃病的主要病因是外邪，外邪包括六淫与邪毒，如病毒引起的胃肠型感冒是由初感肺卫内传脾胃；幽门螺杆菌引发之胃炎及消化性溃疡是由外邪入侵，直入脾胃；而乙型肝炎病毒、丙型肝炎病毒等病毒引发脾胃证候亦是疫毒内伐脾胃。这些论点是根据新的实践提出的新假说，突破了"脾胃内伤"的定式，丰富了脾胃学说的内涵。

几十年来，王老师在这三个层次的思索和追寻中，跋涉着学涯苦旅，由博涉医源，临证实践，进而走上了立言开新之路。

（二）立言以践行

王老师的博士后马明越用两年的时间完成了《王琦国医大师学术体系导图》，形成了"王琦树"，其中包括中医学术思想整体研究、中医经典著作研究、中医藏象学研究、中医体质学研究、中医治未病研究、中医健康医学研究、中医诊断学研究、中医男科学与生殖医学研究、中医临床医学研究、方药研究、重大科学研究、教育思想研究、国际交流研究、医史文献研究及诗词书法文学等多方面。其中，以构建中医体质学、中医男科学、中医腹诊学、中医藏象学、中医原创思维、中医健康医学与未病学等六大学术体系著称。

1. 创立中医体质学新学科

1978 年，中医经典《内经》中"阴阳二十五人"的描述吸引了在研究生阶段的王老师，他敏锐地意识到这里存在一个学术空白点，后来在毕业论文选题时，王老师选择了做"中医体质"研究。随着对体质研究和临床实践的深入，他注意到人的个体差异对于疾病诊疗至关重要，也就是清代名医徐灵胎在《医学源流论·病同人异论》中所言："天下有同此一病，而治此则效，治彼则不效，且不惟无效而反有大害者，何也？则以病同而人异也……故医者必细审其人之种种不同，而后轻重缓急、大小先后之法。因之而定。"同时，王老师也发现，《灵枢·通天》里的阴阳四分法、五分法，以及《灵枢·阴阳二十五人》中的阴阳二十五人分类方法，前者侧重于气质，后者则描述过于抽象或烦琐，不易为现代人理解和应用于临床，于是就激发了他对于中医体质研究的兴趣及建立系统、可应用的中医体质学的想法。经过查阅古今文献，汇集古今医家的体质分类理论，结合自身临床实践体会，初步构建了中医体质学的理论体系，并形成了以"中医体质学说"为题的研究生毕业论文。走上工作岗位以后，王老师毕生从事中医体质学的研究。1982 年出版了《中医体质学说》一书，标志着中医体质理论体系的形成。《中医体质学》专著于 2009 年在人民卫生出版社出版，标志着中医体质学理论体系的完善和更新。2005 年出版全国高等中医药院校创新教材《中医体质学》，2021 年《中医体质学》作为全国高等中医药院校规划教材再版。2011 年"中医体质学派"被国家中医药管理局中医学术流派课题组确定为当代中医学术流派。2013 年中医体质学科成为教育部自主设置目录外二级学科，国家中医药管理局"十二五"重点学科。经过 40 多年的发展，中医体质学经历了从学说，到学派，再到学科的发展历程。现在已经成为中医为数不多的新兴学科，在临床诊疗、公共卫生、"治未病"及健康保健中发挥了重要的作用。

曾经有记者问王老师：为什么选择中医体质学进行研究？王老师回想在其临床工作早期，经常遇到一些棘手的病例，利用常规的诊治方法难以奏效。体质现象是人类生命活动的一种重要表现形式，与人的疾病和健康密切相关。古今中外，人们对体质差异早有认识。但是西方体质理论多被认为是一种气质学说，难以应用于临床。中医传统体质理论多散在于历代医家文献中，未能形成理论体系，但在临床诊疗中，考虑患者体质差异因素可以提高临床疗效的认识是一致的，这就是中医学"因人制宜"的思想，只是由于缺乏相对具体的表述，难以发挥其特色和优势。王老师认为以人体体质为研究切入点，可以揭示生命现象的本质问题。由于中医对体质的认识和西方医学对体质研究存在许多共通之处，二者具有通约性和互补性，也预示着中医体质学研究可以成为我国传统医学走向世界，与国际对话的桥梁。

2. 创立中医男科学

中医学作为一门医学学科，其学科领域还存有许多空白，中医男科即是其一。汗牛充栋的古代医籍中虽有一些对男科病的记载，但两千多年来没有形成较为完整的理论体系，亦未给后人留下完整的男科学专著，在临床上始终没有形成独立的专科，从而让许多男子发出"七尺男儿多疾苦，难言之隐无处医"的感叹，面对无数男子的痛苦与不幸，面对一双双殷殷以求的目光，王老师油然产生了一种使命感：建立中医自己的男科学！1985 年，王老师在中国中医研究院（现中国中医科学院）首次开设男科专家门诊，同时还撰写了大量的论文。

一门学科的建立，必须有其理论体系的构建，并明确其研究对象和范畴。为了形成科学的、完备的与现代男性疾患相适应的中医男科学，王老师先后阅读了《马王堆汉墓医书全集》《抱朴子内篇》《诸氏遗书》《医心方》《素女经》《玉房秘诀》《医方类聚》《诸病源候论》《广嗣纪要》《古今医统》《东医宝鉴》等 90 余种涉及男科和性学方面的著作，广泛收集与男性疾患有关的信息，经过积极的努力，历尽艰辛，第一部《中医男科学》于 1988 年 11 月 22 日出版。书中系统阐述了中医男科发展源流、男性的生理特点、男性病的病因、病理特点和辨证论治方法，体现了中医男科的学术思想体系，被学术界公认为中医男科学的奠基之作，标志着中医男科学的诞生。著名中医医史学家耿鉴庭先生在《中医男科源流考》中写道："以王琦为主编的《中医男科学》不仅首次提出了该学科的定义概念，而且以发展源流及创建性的论述填补了中医学现存没有男科的空白，推动了学科的形成与发展，在此以前未见比拟者。"其后，王老师又相继主编了《中华中医男科学丛书》（1990 年）、《王

琦男科学》（1997 年）等多部专著，《王琦男科学》于 2007 年出版第二版，
2021 年出版第三版。此外，王老师研制了疏肝益阳胶囊和黄精赞育胶囊两个
国家三类新药，在男科理论、方药、基础实验等方面取得了一系列成果。

3. 完善中医藏象学

藏象学说是中医理论体系中的核心内涵，也是临床各科辨证论治的理论
基础。遗憾的是，有关藏象研究的专著为数不多，亟须进行系统的理论构建。
因此，王老师从 1976 年起就致力于藏象研究，1979 年写成《藏象概说》一书，
并为日本刊物《中医杂志》连载，为杏林同仁所瞩目。

1997 年王老师着手进行《中医藏象学》的主编工作，该书历经六载，数
易其稿，终成 150 万言专著。其间辨章学术，淹贯证治，构建体系，厘定概念，
彰其隐旨，皆倾心力。是书构建藏象学科，完善理论体系；辨析学术纷争，阐
述理论是非；填补诠释不足，力主面向临床；继承发扬并举，传统融入新知，
对中医藏象学做了理论的构建与完善，涵盖了从中医解剖、生理、病理等基础
医学到发病、诊断、辨证、治疗等临床医学的多个方面，并在定义、名词、概
念的系统规范方面做了大量原创性工作。在对传统藏象理论进行归纳、整理与
研究的基础上，进一步对其进行了系统阐述、重点引申与理论发展。如首次在
肝病辨证中补充了肝阳虚（肝虚冷）和肝气虚（肝气不升）证治，对脾阴、肺阳、
肾实证等亦做了补充和阐述，并对五脏分别进行了证候规范化研究。对"藏"
与自然现象、生理现象、病理现象，以及脏与脏、脏与经络之间的相互关系从
多角度进行诠释，体现了藏象学整体联系思想。如以"心"为例，分列阴阳五
行、心的特性、心的功能、心与面舌、心与自然、心与经络、心与其他脏腑、
心与病因、心与病机、心病发病特点、心的主要病证、心病辨证、心病的治疗、
心专题讨论、心的现代研究进展等 15 个方面加以阐述，体现了全面系统性。

《中医藏象学》第一次将其从学说地位确立为学科地位。此书连续再版，
有关专家评价此书"是迄今有关藏象研究最全面，因而也是最具权威性的著
作，对中医学术发展作出了不可低估的贡献"。"中医藏象学理论体系的构
建研究"获得 2007 年教育部高等学校自然科学奖二等奖。2013 年，王老师
与吴承玉教授主编《中医藏象学》第三版，2020 年，《中医藏象学》第四版
又得以出版。

4. 开创中医腹诊学

腹诊是中医诊病的一种独特的方法，早在《内经》《难经》《伤寒论》
中就有记载，可谓源远流长。但由于历史原因，后来在我国研究较少，临床

也鲜有应用，濒临失传。16世纪以后，日本倡导腹诊，广泛将其应用于临床，重视程度胜于脉诊，一度居于我国之先，以致日本学者在国际性的学术会议上声称腹诊是日本人发明的，从而产生了中日"腹诊发明权"之争。这不仅是严肃的学术争论，更是事关国家民族自豪感的争论，由此激发了王老师对腹诊进行系统研究的决心。

王老师坚定不移地捍卫祖国医学的荣誉，主动请缨主持了卫生部课题——中医腹诊检测方法的研究及腹诊仪研制临床验证。在文献整理、诊断规范化客观化、腹诊仪研制及检测验证、腹诊计算机应用系统等方面进行了系列研究。王老师主持的腹诊研究工作与日本腹诊研究相比具有以下优势：一是拓宽了理论研究范围。日本腹诊研究，一派以《伤寒论》为主体，一派以《难经》为主体，各成体系，王老师带领课题组上溯《内经》，下迄明清，涵盖了腹诊所有文献，汇各家之说，使之全面系统。二是丰富了辨证内容。日本对腹诊应用主要是汤-证（腹）对应，而王老师带领团队创制的藏象理论，则包括了藏象经络、气血津液等辨证，四诊合参，综合考察腹证情况进行论治。三是扩大了腹证症状。日本腹证描述为50多个，王老师增加到500多个。1985年王老师首次提出了"常见腹证的诊断标准"，使腹诊研究进入了规范化和客观化研究的阶段，填补了国内空白。1986年主持卫生部课题"中医腹诊检测方法的研究及腹诊仪研制临床验证"，提出了腹诊新概念，并与清华大学合作研制成功"腹诊仪"，通过快速检测皮温、深温、穴温及腹部压力位移参数，为腹诊中的寒热虚实辨证数据化提供了依据。

课题鉴定委员会负责人、著名中医学家焦树德教授认为：该项研究整理、提高、发扬了我国一种濒于失传的传统诊法，为继承发扬中医学作出了重要贡献，填补了国内空白，达到了国内外领先水平。该课题的完成，弥补了国内长期以来腹诊研究的空白，还使中日学术界的"腹诊发明权"之争告一段落。

1994年，王老师主编的《中国腹诊》得以出版，该书不仅详论中医腹诊的源流及发展，证实腹诊由中国传入日本，使得中日两国近两个世纪的腹诊发明权之争尘埃落定，而且使腹诊发展为一门系统的学科理论，丰富了中医诊法，标志着中医腹诊学的确立。《中国腹诊》得到刘渡舟老师的高度赞扬："以王琦教授为首的编写组……成功地完成了《中医腹诊检测方法的研究及腹诊仪研制临床验证》。其内容包括了腹诊理论、规范化、临床应用……远远超出日本人腹诊的狭小天地。"

5. 提出中医原创思维模式

科技部于2010年将"中医原创思维与健康状态辨识方法体系研究"纳

入国家重点基础研究发展计划（973计划）中医基础理论重大研究专项之中，王老师担任该项目的首席科学家，带领课题组进行了中医原创思维的研究和探索，提出并论证了中医原创思维模式。

课题组经过大量的文献整理、书面征求意见、电话咨询、网络讨论、走访专家、组织会议等多种途径，并运用文献学、发生学、思维科学、比较学等多种方法，对中医原创思维进行溯源、梳理，凝练出"象、数、形、神、气"五个基本要素。并广泛征求学界意见，包括院士、哲学界专家、国医大师、临床医生、科研人员、教师及学生等，不断讨论完善，经过2年多的时间，5次调整与修订，最后确立了"取象运数，形神一体，气为一元"的中医原创思维模式。

中医原创思维研究的意义重大，且其研究涉及中医理论产生的文化背景、哲学基础、生成逻辑、认识论、方法论等方面，在对"取象运数的象数观"的评议过程中，中国社会科学院学部委员、中国哲学史学会名誉会长方克立先生指出："在中国古代系统整体思维中，象与数是分不开的（王夫之有'象数相倚''象数相因'之说），定性与定量相结合的。现在学术界对象思维比较重视，而对数思维重视不够，所以一起提出。特别是在中国古代各门科学的发展中，数思维的贡献不可忽略。"在对"形神一体的形神观"的评议过程中，中国工程院院士、国医大师吴咸中教授说："形神一体的形神观，这是大家所熟悉的诊治原则与方法，报告中又做了充实的引证及阐述，内容充实，说理性亦强，体现了中医的原创思维。"在对"气为一元的一元观"的评议过程中，路志正国医大师指出："'通天下一气耳'从本体论上说明了世界万物以及作为万物之一的人的本原，从认识的现象深入到本质。"

6. 建立中医健康医学和未病学

王老师先后主持了国家"十一五"科技支撑计划"亚健康状态中医辨识与分类研究"、国家重点基础研究发展计划（973计划）资助项目"基于因人制宜思想的中医体质理论基础研究"、中医药行业科研专项项目"中医传统养生保健方法系统整理研究"以及国家重点基础研究发展计划（973计划）资助项目"中医原创思维与健康状态辨识方法体系研究"等多项研究，带领学术团队在中医健康医学研究领域做了大量开创性的工作。

针对西方现代医学和传统中医学均对健康的描述和定义或是不够全面，不能囊括健康的真正含义，或是不能充分体现健康的全部属性等问题，王老师在对中医健康状态认知理论系统总结、整理、归纳基础上，给健康下了新的定义："健康是指人的不同个体在生命过程中，与其所处环境的身心和谐状态，及其表现出对自然及社会环境良好的自适应调节能力。"这一对健康概念的新表述，主要体现了以下五个方面的特征：健康的状态性、健康的形神一体性、健康的生命过程性、健康的天人合一性、健康的个体适应力差异性。以上关于健康的五个方面特征缺一不可，共同构成了关于"健康"这一概念的全面表述。

在新健康概念指导下，王老师把中医对生命和健康的认识归纳为 10 个方面：①不治已病治未病的健康观；②阴阳协调的平衡健康观；③形神统一的身心观；④脏腑经络调和的生理健康观；⑤顺应自然环境的整体健康观；⑥谨和五味的饮食健康观；⑦少欲质朴的健康道德观；⑧因人制宜的个体健康观；⑨不同生命周期的健康观；⑩以尽天年的期望健康观。王老师并对中医健康状态的构成和辨识进行了系统研究。健康状态的辨识是评价健康状态的主要手段，是对具体的健康状态的辨别、界定。王老师认为，中医健康状态的辨识主要包括：健康状态的体质辨识、健康状态的脏腑经络辨识、健康状态的形神辨识、健康状态的气血津液辨识。其中，体质辨识是对人体相对稳定的健康状态的反映，而脏腑经络辨识、形神辨识、气血津液辨识则是对人体即时健康状态的反映，此四者的结合可以实现常态与动态结合、主观与客观结合、人机互参的中医健康状态辨识。

王老师主编《中医未病学》创新教材，系统构建了中医未病学的理论体系、方法论体系，阐述了中医治未病的基本原则、中医治未病与中医体质、中医治未病与健康管理、中医治未病与慢性病防控、中医治未病与老龄化社会、中医治未病与多学科以及中医治未病工程等基本理论、基本知识及基本技能。在他主编的《中医治未病解读》里，首次对"未病"的概念进行界定，认为包含无病状态、病而未发、病而未传几层含义。他提出中医"治未病"的根本原则在于道法自然、平衡阴阳，通过预先采取措施，防止疾病的发生与发展，主要体现于"未病先防""欲病早治""既病防变"，从而达到"虚邪贼风，避之有时""精神内守，病安从来"的健康状态。

2020 年，依托于中国工程院重大咨询研究项目《全民健康与医药卫生事业国家发展战略研究》中"全民健康事业中医服务体系建设——中医治未病研究"专题、《新形势下我国中医药事业发展战略研究》中"中医服务能力提升研究－中医治未病及慢病管理"专题，王老师主编《中医治未病发展报告（2007-2020）》，系统梳理了 2007 年"中医治未病工程"提出以来，国家推行的治未病相关政策。本报告对 4816 篇治未病文献、1734 家二级及以上中医医院治未病实施情况进行全面调研，分为中医治未病的背景与意义、国家层面工作调研报告、实施单位工作调研报告、文献调研报告、体质辨识治未病应用情况报告等五个部分进行阐述，内容包括战略分析、工作成绩、经验总结、存在问题、发展路向及重大事件等。报告的编制，为实现国家健康中国的战略目标提供了治未病政策制定的参考，为治未病健康工程的实施提供了理论与实践依据。

7. 为中医抗疫作出贡献

2020年对于全世界来说，都是特殊的一年。突如其来的疫情打乱了很多人的正常工作和生活。庚子年春节期间，王老师得知发生疫情后，数夜难眠，思考如何提供中医药预防方案，减少疫情的蔓延。他通过《长江日报》发布了抗击新型冠状病毒感染的肺炎中医预防方，调配了内服、外用方，并专门对预防方进行了深入细致的分析和解读。多家媒体对抗疫预防方的推广应用效果进行了报道，引起强烈的社会反响。例如，河南省濮阳市将王老师拟定的预防方做成中药汤剂，免费赠送市民13万份。

王老师领衔编写了《新型冠状病毒肺炎中医诊疗手册》，并于2020年2月11日由中国中医药出版社正式推出，全书在线免费公开。该书以病证结合为主线，构建了中医对新型冠状病毒肺炎的诊疗系统，突出以中医理论思维指导实践。结合国家卫生健康委公布的《新型冠状病毒感染的肺炎诊疗方案》试行第三版、试行第四版、试行第五版，按轻型、普通型、重型、危重型提出全过程的中医诊治要点与方药措施。对呼吸窘迫综合征、脓毒性休克、出凝血功能障碍等难治问题，并结合临床一线资料，在中西医结合的前提下，提出中医药介入思路与方法。并且，王老师还意识到新冠肺炎预防和康复的重要性，提出了"抓中间，摁两头"的防治思想。《新型冠状病毒肺炎中医诊疗手册》不仅在中医药行业使用，在多个地方政府推广应用，还被境外学者论文引用，有3.6万网友阅读并留言称赞评价。此书荣获了最美"新冠肺炎"科普图书投票第一，并进入《学习强国》电子书推荐。

王老师担任了国务院应对新冠肺炎联防联控机制科研攻关组中医药专班专家组成员，以及国家中医药管理局中医疫病防治专家委员会顾问，北京中医药大学新型冠状病毒感染的肺炎疫情防控医学专家组组长，参与研究方案、政策建议、专题调研、项目咨询等工作，并一直通过远程会诊方式与一线医务人员共同抗疫，进行中医诊疗方案的讨论修订，形成了中医药预防新型冠状病毒感染的专家建议。

当疫情初步得到控制后，随着大量的患者从急性期进入恢复期，存留在患者体内的病灶，仍然威胁着人们的健康。而且，随着疫情之后的复工复产，如何防控人群聚集带来的传染隐患，成为国家领导和民众最为关切的问题。为回应刘鹤副总理的指示，王老师组织团队，制定了新冠肺炎预防和恢复期调护方案，研发中药内服联合外用的多元化防疫包，主持的项目"复工复课后聚集性传染隐患的新冠肺炎中医药调体防护研究"获得了科技部国家重点研发计划立项，是目前唯一一个中医药新冠预防项目。团队成员将湖北黄冈地区作为复工复产中医药预防研究的试点，在黄冈一个半月的时间，完成了近4000例样本新冠肺炎预防方的发放，完成了100多例恢复期患者中医药干预随机双盲对照试验。形成"院士团队＋政府落实"的合作模式；形成"聚焦高危人群＋多形式中医药预防"的干预方案；形成"科研严密设计＋临床数据反馈"的评估方案，逐步构建我国第一个"新冠肺炎复工复产复学中医药预防黄冈方案、黄冈模式"，获得可靠的预防评估数据，为推进全国复工复产复学新冠肺炎预防做出示范。4月17日，王老师应邀出席国务院联防联控机制新闻发布会，对项目内容做了介绍。

抗击疫情的同时，王老师也重视向各方宣传中医药的抗疫经验。他将中华民族的抗疫斗争、中医药的抗疫贡献、北京中医药大学的抗疫行动转化为鲜活的思政教育素材，打造了专题网络思政课——"众志成城抗疫情—打赢疫情防控的人民战争"。作为网络思政课主讲人之一，以《中医抗疫历史成就和展望》为题，讲授了几千年来中医药在护佑中华民族健康方面作出的贡献、在抗击新冠肺炎过程中起到的作用及今后努力的方向。该思政课以深刻的理论阐述、生动的实践分享，深化了学生对"大医精诚"理念的理解与感悟，引导学生坚定"四个自信"和中医药专业自信。

为了更好地发挥中医药在疫情防控中的重要作用，整合优势资源，在王老师指导下，发起了"华佗工程——中医抗疫公益行"活动，通过专家指导、捐赠方药、中药制品、防疫物品等形式，协助发挥中医药抗击疫情的作用。根据王老师拟定的预防新冠肺炎处方制作的8000枚中药香囊，分别捐往抗疫形势严峻的武汉市中医院、雷神山中医院、湖北宜昌市中医院，以及北京市海淀区肖家河社区、马连洼社区、青龙桥社区等多处社区。

在《中国工程院防控新冠肺炎疫情工作简报》第8期的内容中特意提出，张伯礼院士、黄璐琦院士、王琦院士、刘良院士等几位院士在应对疫情中坚持中西医并重，充分发挥了中医药特色和中西医结合的优势。中央领导同志对院士们在疫情防控阻击战中积极发挥中医药优势给予了充分肯定。

王老师牵头主持了中国工程院咨询研究项目"中医药疫情防控的历史贡献与当代价值研究"，对中医药在疫病防治历史上的贡献和经验进行系统梳理，从早期干预、阻断病程、促进康复、个体差异、环境易感性等方面论述了中医药在现当代疫病防治中的价值与贡献，并提出了中医药传染病防控规划与建议。王老师还主持了中国工程院战略研究与咨询项目"中医治未病与建立中西医结合疾病防控体系的战略研究"，从中医治未病在疾病防控中的应用和成效、中西医结合疾病防控管理运行体系建设、中西医结合疾病防控技术体系建设、中西医结合疾病防控人才学科体系建设四个方面为建立中西医结合疾病防控体系提供战略咨询。王老师撰写的"加快完善疾病防控体系"发表在 2020 年 3 月 17 日《人民日报》第 9 版。3 月 22 日，《光明日报》又发表了"病毒与人长期共存，疾控体系是防御长城"，王老师认为，应该切实调整"防"与"治"的位置，从而确立以防控为根本的思想，建设中西医结合的新型防控体系，建设以科技为引领的现代防控体系，建设符合国情的、与国际合作的防控体系。鉴于以上抗疫中作出的贡献，王老师获得了北京市抗击新冠肺炎疫情先进个人，团队也获得了全国科技系统抗击新冠肺炎疫情先进集体。

（本章编者：王济　孙紫薇　杨星哲）

第二章 中医思维

王老师从事临床、科研和教学工作 50 余年，常思考一些问题：在一个医学群体中，他们有着同等条件，受过同等教育，然而在面对众多复杂的临床疾病、重大关键的科学问题方面，为什么有的人能应付自如，出奇制胜，因之名闻遐迩，有的人却困惑多歧，学术上未有突破，临床上甚至误诊误治，弄得门前冷落呢？此外，教学上，又应该如何传道授业解惑，培养中医人，铸造中医魂？中医学历经 2500 多年发展至今，为什么还面临着诸多的困境……究其原因当然十分复杂，他认为很重要的一点就是缺乏中医的理论与临床思维。长期以来，人们多习惯于对名医"经验""技术"的继承，而对中医理论和思维方法的探讨却少有顾及，重"术"而轻"道"。王老师认为，高明的医术总是伴随着思维的技巧，如果单纯注重知识与技术的灌输或积累，当然谈不上应变力和创造力，也就是所学知识与技术不能真正"活化"，到头来终难有长足的进步。

王老师非常重视中医思维的传承，他曾发表相关文章，如《实践呼唤新的中医理论思维》《谈中医的理论与临床思维》《中医学鲜明的思维特点》等；教学上给研究生讲授"东方思维与临床研究十讲"课程，得到了学生们的广泛好评与热爱。他作为首席科学家承担完成了国家重点基础研究发展计划（973 计划）"中医原创思维与健康状态辨识方法体系研究"，对中医原创思维进行系统研究。

在创新思维引领下，王老师构建了"辨体－辨病－辨证"的诊疗模式，提出"主病主方"学术思想，不仅丰富了中医学的诊疗模式体系，也为解决临床疑难问题开辟了新的路径。

第一节 创新思维方式

一、中医原创思维

思维科学是以思维为研究对象的科学，是当今世界前沿科学之一，已成为各国科技竞争的制高点。原创思维是思维科学研究最重要的一个层面。现今，在对创新要求更加强烈的时代，原创思维日益受到人们的重视。中医学是历代医家数千年来通过不断深入观察与反复临床实践所总结出的对健康与疾病的认识，是具有中国原创特征的生命科学，体现了中医学原创思维、原创成就与原创优势。中医原创思维研究是中国传统原创思维在中医学领域的应用研究，是东方思维方式的再现，是继承、弘扬、传承、创新中医学的重大关键科学问题。中国工程院王永炎院士指出："中医药学的原创思维与原创优势可引领 21 世纪医学发展的方向。"

王老师认为，研究和构建中医原创思维其意义有三：一是阐明中医理论认知特点，实现理论飞跃；二是回应文化责疑，建立文化认同；三是审视原创性思维，为当代思维科学提供借鉴。只有充分认识到思维的重要性，以"魂"驭"体"，魂体兼备，把握中医、发展中医，才能使之保持其鲜活的生命力和不竭的创造力。王老师提出中医原创思维模式是"取象运数，形神一体，气为一元"的整体思维模式，即中医学的"象数观－形神观－一元观"，并以此形成了独特的自然观、生命观、健康观与养生防治的认知体系，共同构成了中医理论的核心内涵。

（一）取象运数的象数观

取象运数是指象数思维，象数思维是运用带有直观、形象、感性的图像、符号、数字等象数工具来揭示认知世界的规律，通过类比、象征等手段把握认知世界的联系，从而构建宇宙统一模式的思维方式，这是象思维和数思维的合称。取象运数的象数观是中医原创思维模式的要素之一，反映了中医思维主体（医者）在认识的起始阶段，运用"象数"作为认识的手段和工具，观察认识客体的基本属性，达到主客一体、物我交融的思维境界，使认识过程能以简驭繁，保存客体现象的丰富性和完整性，并囊括人体生理、病理情况下的全部变量、参数和要素，使中医理论思维呈现思维的整体动态观的结构图式和运行模式，显示从宏观上把握事物的智慧，使中医学术形成自身的特质和理论体系。

（二）形神一体的形神观

"形神"概念既是一对重要的哲学范畴，也是中医学生命观中的基本范畴，是中国古代哲学文化背景下对生命和谐延续的描述。唯物主义形神观的代表人物荀子认为，形是神的物质基础，神依赖于形，有了形体才会产生心理活动，提出了"形具而神生"的光辉论点。《淮南子》在形神问题上提出"神主形从"说，认为神是形之君，形是受神主宰的，全面体现了形和神的辩证统一，形神相须，形神一体，不可分离。思维活动包括思维主体、思维客体和思维工具。形神一体的形神观是中医原创思维模式的要素之一，思维认识的主体通过获取客体的信息进而认识客体，而作为思维对象的客体的人，形神一体的形神观反映了中医学的整体观念，对中医学的诊断、治疗、预后、养生康复，以及对心身医学的发展等均具有重要的临床意义和现代价值。

（三）气为一元的一元观

所谓气一元论，是指以气作为宇宙万物之本原的一种古代哲学思想，在这种思想体系中，气是哲学、医学乃至整个民族传统文化最基本、最独特、最高的范畴，是古代圣贤认识客观世界的独特见解，是中医理论与中国古代哲学的本质结合点，在中国传统文化中具有十分重要的地位。在中医原创思维理论中，生命活动的物质性和功能性在"气"这一范畴中达到了完满的结合与统一。中国哲学的源头上重视综合直观、直觉体验的本体思想，气为世界万物的本原、气的物质性、气的运动联系性等气一元论内涵体现了直觉体悟认知思维方式的内在关系，奠定了中国古代哲学和包括中医学在内的古代科学理论思维的基调，是中医理论体系整体观、功能观、运动观特点形成的哲学基础，并以此产生了整体思维、取象思维、变易思维等思维方式，促进了中医理论的构建，对中医临床病因病机的认识、病证的诊断、治则方药等均具有重要的指导意义。

"象数、形神、气"的中医原创思维模式是三位一体、密不可分的，呈现模式要素的构建关系，认识渐次深化的递进关系以及实践运用的整体关系。它蕴含了思维活动的三个要素，反映了认识的过程，体现了中医认知的特点，从而凸显了它的科学价值。中医原创思维模式是以医者作为思维活动的主体，以象数作为思维工具，进而认识思维对象即作为客体存在的人。它反映了认识过程起始于现象，深入于事物，寻求于规律，归结于一气，体现了中医学的认识特点——整体论。中医学的整体论是天人合一的，是一个不肢解、不破坏、不干扰的自然态，这个整体是不被破坏的整体，这是中医学最大的特点，集中体现了中国人思维关联性的特征。中医原创思维模式的整体、连续、动态、有序的特征，体现了主客一体，定性定量相结合，天人合一的关系。

王老师认为，临床上面对各种各样病证的复杂生命现象，我们从什么角度、在什么层次上收集这些信息，这不只是取决于思维模式中知识结构的性质，而主要取决于思维模式中的价值观念。中医原创思维模式通过围绕以"象数－形神－气"为核心，选择符合其思维规律和价值观念的客体信息，舍弃与其不符合的客体信息，从而使思维带有价值色彩，成为对主体有用的思维，以此做到"知犯何逆，随证治之"。并且，中医原创思维有着丰厚的中国文化底蕴，不仅具有科学属性，还具有人文属性，应用该模式在进行诊疗疾病的过程中，必然带有强烈的中医人文情怀，正因为这种强烈的人文情怀，影响并驱动着中医原创思维模式对客体的诊疗活动。

二、中医理论思维

中医基本理论是中医学术之根，直接关系到中医学的兴衰，关系到中医学的未来。王老师指出："欲求中医之振兴，必求学术之振兴，欲求学术之振兴，必求理论之振兴。"他认为，理论研究是学科的基础，处于战略的重要位置，只有更新、拓展、扬弃旧的思维方式，构建符合科学发展的理论思维，在不断的自我否定中重塑和完善，才能使其蓬勃发展。

中医学思维方式是在中华传统文化基础上形成的，具有不同于西方医学的思维特征，其主要有以下几种理论思维形式：直觉思维、形象思维、灵感思维、顿悟等。王老师认为，中医学的特质主要体现于中医理论的特质，而中医理论的特质主要是理论思维，他所侧重表达的是生命疾病现象的动态调节关系，而不是形态结构的实体；他所凭借的认知方法是通过传达信息的"象"，而不是细胞、蛋白质；他所归纳的理论是直觉思维，而不是柏拉图、亚里士多德的概念思维，总之两者之间有着质的差异。中医学是关系与调控思维而非唯实体思维，是"象"思维而非概念思维，中医学是一元论的哲学思维而非两极化思维，是复杂思维而非线性思维。

中医理论思维是建立在临床实践的基础上，在不断实践的活动中，来丰富和发展思维的内容和方式的。中医理论思维并不是摆在历史画卷上的文物，而是不断发展、不断充实和不断完善的思想体系。医家们临床思维的产生和发展也离不开生产劳动——临床实践。对于中医理论思维的发展路向，王老师总结为：依据实践、探索积累；继承整理与自我完善；把握自身理论主体；吸纳现代思维方式，进行多学科参与；诠释理论语境，实现现代语言表达；实现思维方式的创新。思维创新的重要标志是创立新知，思维创新要不断提出新的科学假说，并要创新研究方法。他也提出形成正确理论思维的要素包括：投身临床实践产生真知、形成丰厚的理论素养、敢于质疑；独立思考，旗帜常新。

王老师常说，继承学习应提倡"神似而非形似"。一位好的老师传授给学生的不仅是基础知识、诊疗技术和经验，更应教育学生重视在疾病诊疗过程中思维和认知的方式。对一些疑难病或在治疗过程中临床疗效不好时，除了应总结分析外，更应从思维方式上、思维角度上去考虑。学生跟老师学习亦不仅限于继承老师的秘方、验方、临床经验之类，流于表面，观察、总结老师看什么病，用什么方，加什么药。这种学习的结果仅为"形似"，而更应观察、分析、思考老师在临床诊疗活动中，在著书立说中其思维方式、思维过程和思维取向的分析和总结。唯此，才能继承老师几十年思想结晶的真谛。高明的医术是由人脑产生的，如果单纯注重知识与技术的灌输或积累，势必头脑僵化，当然谈不上应变力和创造力，也就是所学知识与技术不能真正"活化"。

那么如何才能形成丰厚的理论底蕴呢？王老师认为，勤求古训，并不断获取新知，是其重要途径。历代医家，不管其风格流派如何，有一点是共同的——丰厚的中医功底，精深的理论造诣。孙思邈在《备急千金要方》中对"大医"提出的标准是"学者必须博极医源，精勤不倦"。张仲景"勤求古训，博采众方"而成为"才高识妙"的一代医宗。张景岳深究先秦诸子、宋明理学之气，通晓天文、历法、术数、音律而成为一代儒医。李时珍"读书十年，不出户庭"，"长耽典籍，若啖蔗饴，遂渔猎群书，搜罗百氏，凡子、史、经、传、声韵、农圃、医卜、星相、乐府诸家"无不披读，从而著成不朽之名著。在临床实践中，思维是有基础的，没有读过几本书，要产生正确的思维是不可能的。在自然科学发展的历史进程中，继承和创新两种思维方法是相互交融的。科学中的继承，是指把前人积累起来的知识、成果继承下来，作为进一步研究探索的基础。而创新则指在继承的基础上，开拓新领域，发现新规律，提出新理论，创立新方法。继承是创新的基础和前提，创新是继承的目的和发展。人类知识从来就是在继承中发展的，从来都是站在"巨人"肩膀上去攀登一个又一个高峰。

王老师富有个性、独特的思维的形成，与他丰厚的理论素养密不可分。他早年矢志于轩岐学术，勤敏博学，得众多名家指导，博采诸家之长，重视对经典医著之探索，博通群籍。而临证施方遣药所具有的顿悟式、汇通式的思维特点还源于对西医学的兼容、学习和结合，对中西医学临床、科研进展和成果的关注，对有关方面信息的重视和搜集。如临床对眩晕一症的论治，有些人一提眩晕"则必论之于肝阳上亢，治则必平肝潜阳"，而眩晕一症在西医学则病因多端，如内耳水肿、充血可致眩晕、耳鸣。王老师对眩晕、耳鸣一症用《金匮要略》茯苓泽泻汤加减治疗。其中重用泽泻，取其利水之意，则眩晕自会缓解。

学起于思，思质于疑。敢于质疑，独立思考，不人云亦云，是王老师一大优秀品质，也是他思维特色形成的重要因素。他在教授《伤寒论》过程中，就敢大胆质疑，提出许多问题。如伤寒不独为"寒"论、提纲非"纲"论、六经非"经"论、无分"经""腑"论，皆发前人所未发。人们习惯称伤寒是六经辨证，其"经"是不是经络之"经"？《伤寒论》有没有循经传、越经传、首尾传、表里传，传足不传手？诸如此类疑问均是王老师在学习、教授《伤寒论》过程中产生的疑问。正是这些疑问，促使他发表了具有独特视角的学术论文和专著。总结王老师的思维特点，首先，他是在反思原有思想的基础上萌发的；其次，具有丰富的临床经验作为新理论创立的基础；再次，其思维具有一定的深刻性、广泛性和灵活性；最后，对中医理论体系有深刻的理解，并善于吸收同时代其他学科中的新思想或思维技巧。

三、中医临床思维

临床思维模式是医生依据临床资料对疾病的诊断、治疗进行全面分析、判断，最后做出决策的重要思考和逻辑推理方法。换言之，就是临床上最终用什么样的思维方式去认识、分析、判断疾病，然后对这个患者进行诊疗的方案是怎样出来的，这些首先是一个思维问题。有了临床思维后，实际上还有一个诊疗的模式。诊疗模式是人们对诊疗活动内在规律认知的反映，它体现实用性与先进性，直接关系到临床水平与能力的提高。因为诊疗有一定的规律，从接触一个患者，到处理这个患者，用了什么思维模式，这些都有规律，而这个规律与临床水平直接相关。在面对临床问题、解决临床问题时，中西医有不同的思维方式。尤其是对于大部分病因复杂的慢性病，西医机械还原论的线性思维方式暴露出局限性。中医虽然基于整体观念进行辨治，但临床上也存在自身的局限性。由于疾病谱的变化，应对当今时代疾病诊疗，中医也面临大量的困惑。因此，更加需要拓展思维，从思维层面去突破解决问题。

王老师认为，目前中医临床思维存在一定的问题及困惑。首先，辨证论治还有诸多不完善之处。由于辨证论治中定量性可检测的参数较少，因而具有一定的不清晰性和随机性，易受假象干扰，易受主观因素的影响。其次，辨证论治缺乏对微观层次的认识。对某些已有器质性变化的疾病，因代偿而尚未表现功能异常的隐匿状态，或者临床症状消失，但内脏器官组织尚存病变的状态尚难认识，检测和治疗手段较为局限；辨证论治中的一些名词概念尚不统一或不规范，在法律诊断上、劳动力鉴定上还缺乏明确标准。这些因素使辨证论治的运用受到一定限制，与当代医疗的需要有不相适应之处。关于辨证论治的规范化和系统的完整化，辨证论治方法和步骤等问题，有待进一步研究。

　　辨病论治也是中医临床思维的重要方面。但是，长期以来，中医病证研究多头进行，其研究结论出现种种不一，存在以下问题：①病名分证，不相统一；②人为分证，画蛇添足；③病证关系，表述含混；④病证之间，缺少内联；⑤疾病分类，概念混乱；⑥生造病名，不中不西。这些问题都应引起重视。

　　最主要的，中医临床诊疗思维模式还较单一，导致思路狭窄、僵化，面对复杂的问题或者束手无策，或者排斥多角度富于创造性思维方式介入自己的思维轨道。因此，运用一种思维模式去研究问题，常常顾此失彼，陷入片面性，阻碍人们对临床复杂多元现象的认识，成为影响并制约中医疗效提高的重要因素。近几十年来由于只强调辨证论治，忽略淡化辨体、辨病等重要因素，导致临床思维局限，理论覆盖不全，解释能力不足，诊疗水平下降。

　　针对以上问题，王老师提出应对中医临床思维问题的策略如下。

（一）辨证论治的再提高

1. 加强中医基本理论研究是提高辨证论治的关键

　　中医基本理论在医疗实践中指导着辨证论治的具体运用。对于中医基本理论的研究，以往虽然做过一定的努力，但尚未引起普遍的重视。这是当前对于辨证论治的概念以及辨证论治难以趋于一致的重要原因之一。中医学的藏象学说、经络学说、四诊八纲、病因病机等基本理论，无不与辨证论治密切相关。要解决辨证论治的问题，就要对这些理论进行系统的整理研究并逐一加以突破。

　　王老师强调，研究中医基本理论应注意不要轻易否定某种学说和观点。如运气学说近年提及较少，有的甚至全部把它当糟粕予以抛弃。中国中医科学院已故老中医蒲辅周运用运气学说有关理论，在治疗乙型脑炎过程中十分注重当年气候特点。如 1956 年气候偏热，从"暑温"论治用白虎汤取得较好疗效。而次年有人仍用白虎汤治疗本病却难以取效。蒲老则根据这一年气候偏湿的特点，从"湿温"论治，用通阳利湿的方法而收到了很好的效果。这说明运气学说仍有探讨的必要。当然，由于历史条件的限制，中医基本理论中也有不合理的部分。我们必须坚持唯物辩证法为指导，取其精华，去其糟粕，使之在现有的基础上得以提高，更好地指导辨证论治。

2. 加强"证"的研究，明确"证"的实质

　　"证"是中医学术思想中特有的概念，是辨证论治的主要临床依据。"辨证"是通过四诊把患者出现的各种证候，在中医理论指导下，经过综合分析

和归纳而得出的诊断结论，概括了发病各方面的条件和因素，确立了疾病的部位、性质，揭示了发病机制、发展趋势，并提示了治疗方向等。可见"证"是多种内容的综合，具有高度的概括性。许多性质不同或相同的疾病，机体在某个特定阶段，表现了共同相似的证，这是异病同治和同病异治的理论根据，表明"证"概括着整体反应状态，不是某一种或某一个疾病所独有，而是存在于多种疾病的共同规律，具有普遍意义。对中医的"证"深入进行研究，探讨异病同治和同病异治的物质基础，就能为多种疾病的治疗提供更为充分明确的理论依据和新的治疗方法。对"证"的认识不能仅仅停留在整体宏观水平上，还必须做具体的包括微观的剖析，才能使"证"的实质逐步得以阐明。

要使中医辨证有较为明确的指标，首先要对中医原有的辨证依据进行系统的整理。如"肾阳虚""脾阳虚"除共有的阳虚证候外，对各自的主要证候、次要证候是什么，要在实践中进一步揭示其鉴别的特殊证征。如中医所说的真寒假热和真热假寒，阴阳类似，区别颇难，而各家学说也不一致。对两者的鉴别，李士材曾指出：阴证脉沉弱，指甲青而冷；阳证脉沉滑，指甲红而温，以此为辨。陶节庵又以阳证但手足厥冷，若冷过膝便是阴证，又谓阴阳二证全在脉之有力无力中分，阳证脉有力，阴证脉无力。而吴又可却提出："凡阳证似阴，外寒而内必热，故小便红赤。凡阴证似阳者，格阳之证也，上热下寒，故小便清白，但以小便赤白为据。"究以何者为是，对这些辨证指标需要进一步研究总结。

要使"证"具有较为明确的客观标准，还需要通过现代科学方法加以提高，使之由一般概念上升到更为明确的概念，不仅要反映患者主观感觉的证候表现，而且要反映在病理、生理、生化等客观指标上。应当指出，我们提出对"证"的客观指标研究，旨在丰富充实辨证手段，而不是靠指标辨证。因为即使现在西医对疾病的诊断借助各种精密仪器，拥有大量的分析能力，然而正确的诊断仍取决于医生对全部临床材料的综合和判断。何况疾病是一个处在不断运动变化中的病理过程，"证"也不是固定不变的。因此，我们必须用动态的观察、发展的观点分析疾病，既要研究指标，又不单纯依靠指标，这才是辩证的观点。

3. 探讨"证"与病的规律性联系，力求辨病与辨证有机结合

证和病是统一体的两个侧面，两者是辩证统一的关系。由于中医学和西医学的理论体系不同，他们从不同的角度去认识疾病，因而对疾病的分类方法不同。通过"证"与"病"规律性联系的研究，使辨证与辨病统一起来，兼取中西医学之长，从而对疾病的认识更加全面、深化，丰富诊断和治疗手段，

做到从特殊性和普遍性这两方面去认识疾病。

就中医辨证来说，一方面，虽然对机体的反应与全身情况有一个总的了解，但对发病病因、病理过程与实质性损害等具体细节了解不够深入，因此诊疗时有一定的局限性。另一方面，辨病也有其片面性，多注重于局部形态学的改变而忽略其整体。我们研究证与病的规律性联系，不仅可补充上述不足，还有可能阐明一些被西医学忽视或尚未认识的疾病。有些病西医虽有病名，但实际上认识不明确或不具体，如"心脏神经官能症""胃肠神经官能症"等。有些西医未能找到致病因子，或未发现器质性损害，往往做不出诊断，感到治疗棘手，如原因不明的腹泻、低热等。通过对病与证的规律性联系的研究，从生理与病理、局部与整体、内因与外因、结构与功能、现象与本质辩证统一的关系中，深入了解疾病的发生发展转归，就能较为真实地掌握疾病的客观规律，从而为临床分类提供新的理论。探讨证与病的规律性联系，使我们对疾病本质的认识进一步深化，治疗的针对性更强，从而提高临床疗效。

4．加强专病专方专药的研究是提高辨证论治水平的重要措施

药物和方剂作为理法方药的重要组成部分，是论治的主要手段。在中医学宝库中，古往今来，历经无数次临床实践的有效方药何止万千！时代在演变，人类在发展，疾病在变化，如何掌握前人遗留下来的有效方药使之古为今用，同时又要在前人经验的基础上进而创新，以适应医疗发展的需要，这无疑是辨证论治再提高不可缺少的内容。

辨证论治的提高要不要研究专病专方专药？专病专方专药与辨证论治是什么关系？这是首先要讨论清楚的。从医学史上看，《内经》就有运用专病专方之实例，其具体方剂杂出于各篇者，计十二方。张仲景《金匮要略》则以专病专证成篇，其所指"辨病脉证并治"乃是在专病专方专药的基础上进行辨证论治的典范。如百合病主以百合剂、黄疸病立以茵陈剂、蛔厥用乌梅丸等。《千金方》与《外台秘要》在专病专方上更有发展，如治瘿之用羊靥、海藻、昆布方、治痢之用苦参剂、治夜盲之用羊肝等，有着极为丰富的内容，由是观之，中医学早有辨病论治的记述，而且不少针对某些病的专方专药，疗效卓著，是中医学宝库的重要组成部分，值得进一步挖掘。因此，加强专病专方专药的研究，具有重要的实践意义。在推广中草药、开展中西医结合的群众运动中，各地发现了不少行之有效的方药，大大丰富了治疗学的内容。有些单位还运用现代科学的知识和方法，对有效的方药进行剂型改革，或进行药理研究，阐明其作用原理，并提取有效成分，其中最著名的就是屠呦呦教授对青蒿素的研究。临床实践与实验研究结合，探讨更多更有效之专方专药是不断丰富与发展辨证

论治的重要途径之一，也是中西医结合创立新医药学的重要措施之一。当然所谓专病并非孤立静止的，实际上是变化运动着的。专方专药当然也不是刻板不变的，如果把专病专方专药与辨证论治结合起来，从患者整体情况出发，因时、因地、因人灵活应用，一定会疗效更好且副作用更少。

（二）完善辨证论治的方法

1. 加强对中医学自身辨证内容的研究

中医辨证要得到进一步的发展，首先要对中医原有的辨证内容进行系统的整理。对疾病的主要证候、次要证候均要有规范，要在临床实践中进一步加以确立。有些辨证则需补充后人实践的新经验，如对心阳虚脱一证，除了心悸、气短、大汗淋漓、面色白、四肢厥冷、舌淡脉微欲绝，类似于休克的见证之外，还应加入通过观察手指甲皱微循环的检查方法，查看到微循环血流量显著减少，血流速度减慢，甚至血流停滞现象，了解这些改变的程度，是观察面色、手温等指征的补充，更有助于判断疾病的轻重缓急。

2. 进行诊疗观的变革

在临床工作中注意掌握疾病的基本矛盾，要意识到仅依靠原有"辨证"概念不够，必须既辨中医的"病"，也辨西医的病。如"大叶性肺炎"，诊断为"风温"事实上已行不通。对有些病不要等"证"完全暴露了才去辨，而要关注先兆证研究。

3. 积极运用现代科学技术，加强中医诊疗技能

要大胆地从当代有关科学成就和西医学的长处中吸取养料，现代科学技术中有大量可供中医利用项目，如激光、超声波、CT是物理学新成果。历史上中医学无论从理论上、药物应用上、专科特长上引进了西方的东西很多。作为一个民族的文化，只要是先进的，对自己有用的都应汲取，不要怕这些现代技术手段设备影响改变自己的特色，关键在于我们用自己的指导思想利用这些成果，只要坚持中医独特的理论体系、思维形式和诊疗方法，中医学不仅不会被取代反而能带来新的升华，因此应该实现"拿来主义"，以中医为本，西医为用，声、光、电磁、超声波，都可为我所用。

4. 加强对现代疾病谱的了解和深入研究

时代的改变，疾病谱的变迁，要求中医对现代疾病谱有所认识并进行深入研究，以不断丰富其理论体系与临床实践，如王老师对过敏性疾病的研究。

历代医家对过敏现象有过一定论述，如巢元方在《诸病源候论·漆疮候》中就曾描述过有关过敏反应："漆有毒，人有禀性畏漆。但见漆便中其毒……"又见"人无问男女大小，有禀不耐漆者，见漆及新漆器，便着漆毒"。《名医类案》中对稻谷接触性过敏引起"身痒"和食物过敏诱发哮喘也有记载，但这些记载颇为零散，从未有人认识到都属于"过敏"这一类疾病。王老师通过临床观察认识到过敏性疾病虽发生于多个脏器，但都存在共同的体质基础。他还结合现代医学免疫学原理，创制出调体治疗过敏性疾病的系列方药，临床应用疗效颇佳。

5. 建立相对标准化的辨证体系和框架

科学是有其结构、内在发展规律的，中医学也不例外，需要统一基本概念和形成一定体系。由于种种原因，中医学在这方面存在许多亟待解决的问题，如病名及辨证分型名目繁多、诊断疗效缺乏统一量化指标等，这些都需要通过方法学的手段来解决。

另外，病证结合框架，是中医辨证论治的发展方向，包括西医辨病与中医辨证相结合，中医辨病与中医辨证相结合。应当说不论西医的病，还是中医的病都要与中医辨证相结合，而每一种病（或综合征），又是由几种标准化证所组成的复合体。还要列出他的潜证、兼证、并发症。做到局部与全身相结合，宏观与微观相结合。

（三）提升辨病论治的地位

辨病论治或在辨病的基础上进行辨证论治，是中医学临床诊疗活动的完整模式和固有特色。但在一个较长的时期以来，中医辨病的研究处于被忽视的地位。历史上，中医学在病名确立与分类、病因学、诊断学、发病学、治疗学等方面对辨病论治有很多的贡献，并在一定的历史时期居于世界医学的前列，对疾病认识方法、思维方法至今仍有很高的学术价值。

疾病是医学中的基本概念。识病、辨病为中医诊疗之原始。中医疾病史研究表明，中医诊疗始于识病。远在商周时期的甲骨文中，统计有关记述疾病的就存有300多块、400多辞，其中包括头、眼、耳、口、舌、喉、鼻、腹、妇、儿、传染病等16种。《周礼·疡医》指出"疕首""痒疥""疟寒""咳上气"为四时疠疾，论述了疮疡、创伤、骨折等外科疾患；《山海经》记述有瘿、瘕、痹、疥、瘅、疟等38种病名；1973年出土于湖南长沙马王堆汉墓的《五十二病方》因其内容以52类疾病为基础故名。其中，包括内、外、妇、儿、五官各种疾病103种。

《内经》时代，提出疾病、证候、症状三种形式，著录病名300余种，比证名多十余倍，说明古代医学对疾病认识不仅早于证候，而且内容丰富。其论病，都能从病因、病机、转归、预后诸方面加以论述，如"疟论""痿论""痹论"等。张仲景《伤寒论》首创辨病论治一词，论中各篇篇名，均冠以"辨某病脉证并治"，阐述外感热病40多个病名。《金匮要略》提出了肠痈、肺痈、浸淫疮等70多个病名，全书以病名篇，以病统证，据病施方，初步确立了辨病论治体系。

晋代葛洪《肘后备急方》多按病论治，对每种疾病均列出若干方以供选用。南齐龚庆宣《刘涓子鬼遗方》对痈疽、疹、疥、癣、瘰疬、诸瘘多种外科疾病诊断亦较明确。隋代巢元方《诸病源候论》是我国现存最早的病因病候学专著，全书以病为纲，以源分候，论病1061种。

唐宋时期对内、外、妇、儿、五官等各科疾病的认识逐步分化，临床医学发展趋向专科化，出现了大量综合各科疾病的医著及专科论著，孙思邈《千金方》有的按病列方，有的在辨病基础上辨证论治。王焘《外台秘要》既按病列方，又分证列方，其中论病714个。北宋政府重视以成方治疗，设立了官府药局，《太平圣惠方》列有诸多辨病论治方药，促进了辨病论治与专方专药的发展。

明清医家对疾病认识不断深化，孙志宏《简明医彀》对200余病证各列一个主方，在主方基础上根据疾病不同表现进行加减，并列有成方及简效方，以备医者查阅，颇多实用。龚廷贤《万病回春》列有"诸病主药"。李时珍《本草纲目》主治第三第四卷中亦载有大量专病专方。清代医家喻嘉言指出"先议病，后用药"。张璐在《张氏医通》中（卷13～15）列出内、外、妇、儿诸科各病专方，以备其用。可见历代医家对辨病论治论述丰厚，不断推进中医临床医学的发展。

（四）倡导多元性的临床诊疗模式

实践告诉我们，表现形式与事物的关系是多元的，也就是说同一事物可以有多种不同的表现形式，而同一表现形式又可为多种事物所共存，这种状况构成了事物本身多角度、多层次、纵横交叉的关系。现代中医临床面临复杂的疾病系统，仅以辨证论治或突出某一方面很难适应临床需求，因此必须形成开放的多元的诊疗系统，构建新的诊疗体系。

因此，王老师提出两个观点。第一，诊察对象是多元的，有功能性疾病和器质性疾病，再细分又有代谢性疾病、遗传性疾病、病毒性疾病等。疾病的状态是多元性的，所以认知就要多元化。也就是说，疾病本身具有多元性，我们要用多元的架构去认识他，处理他。第二，中医临床诊疗模式本来就不是单一的，而是多种诊疗模式相互结合应用。但后来变成单一的辨证论治了，不讲其他诊疗模式，把本来一个连贯的东西给拆散了。因此，我们要给他一个"回归"，倡导多元性的临床诊疗模式。

四、中医战略思维

中医如何保持本源地发展自己，又如何与现代医学接轨、如何真正走向世界，是王老师不断思考的问题。他经常应邀参加国内外高端的学术论坛，特别是近几年，与行业外知名学者切磋较多，包括诺贝尔奖获得者、两院院士等，在与他们接触过程中，感觉到中医的临床疗效、中医博大精深的历史文化积淀是备受大家关注的，因此这就给我们当代中医人赋予了更多的历史责任和使命。王老师关于中医发展的战略思维，可以总结为以下几个方面。

（一）中医药的原始创新问题

王老师认为，现在中医药出现了理论创新力不足的问题，人们习惯于沉浸在原来的思维方式，对自己所处的环境不太清楚。而这个时代呼唤着新的中医理论。他说，原创思维是创新的源头。许多临床问题没有得到很好的解决，其实是思维发生了问题。我们习惯在"术"的层面上寻找解决的办法。其实如果思维发生了阻碍，我们的格局、眼界、方法路径就会受到局限。只有不断突破思维定式，才能有创新思维产生。例如，王老师在做体质研究的时候，采用了12种测评技术，用求异思维，形成理论。中医体质学走到今天，形成了这样一些对于规律的认识。用不同的维度，生物差异的因子、个体差异的因子、心理差异的因子、社会适应力的因子，对人群进行分类。把这些问题进行模块化处理，又经过了验证。采用的验证方法有大样本流调、信息、生物技术等，通过多学科的研究，从文献、临床表型、流行病到微观表型建立起标准。

（二）中医在当代环境下的发展导向问题

在中医发展导向的问题上，王老师一直强调"转型不转基因"。有人认为，时代发展到现在，中医理论太古老太落后了，因此需要"转型"，但王老师认为，中医理论是"道经千载更光辉"。中国的文化5000多年来能够连延到今天，是因为它有人类的文化智慧。有些人认为，传统就是保持原样，传统就是过去。但王老师说，传统不等于过去，传统不等于古老，传统不等于保持原样。传统应该是历久弥新、开放、动态的系统，它必须在时空的延续中保持生机。当代文化对整个中国的传统文化起了一个强劲的冲击作用，甚至于对一些文化起了解构的作用。在当代多元文化的冲击下，不转型是不行的。要实现文化的"双创"，即创造性转化、创新性发展，使之与现实文化相融相通，使之具备时代的特征。

如何转型？第一，转型的原则是转型不转基因。保住根，铸好魂，这是中医转型最重要的前提。第二，是和而不同，同则不继。中医西医都是人类的共同文明，有各自存在的价值，有互相借鉴的价值。第三，要有现代的诠释，注入活力，要把问题说明白，要有科学的语言，要有朴实的解读。不转基因，是中医的传统不能丢，要有这个文化的自信。我们中医人如果不用中医的方法、中医的思维，中医就消亡在我们手里。所以，我们一定要保住这个基因，保住中医的本质。

（三）用现代方法解读和评价中医

中医诊断是从有诸内到形于外，司外揣内，就是通过外在的信息来推测内在的变化。这是一种认知世界的方法。望闻问切四诊是中医临床诊断的重要依据，并积累了丰富的经验，但是我们走到了今天，为什么不能成为主流医学？我们的解释力，我们的对话力，以及我们的贡献度缺少了什么？我们遇到了什么样的问题？王老师指出，受感官局限，对于内脏疾病从体表难以洞悉，难以认识内在疾病的本质；缺乏客观化、定量化、标准化；四诊的主观性以及患者自诉的偏差，都给我们的诊疗带来了许多的问题。在这样的状态下，我们要有两个伸（升）：第一个是延伸，延伸我们的视角；第二个是提升，提升我们的诊疗水平。中医要现代化，中医药走在时代前沿，离不开科技进步。

第一，中医的疗效是它几千年的生命力，但缺乏现代科学技术推动，缺乏现代装备和方法学去评价，因此缺乏解释力。中医必须有很强的解释力。第二，要有很强的对话能力，没解释力，就没对话能力。中医的语言、事实要中医人信，西医人信，中国人信，外国人信，就可以屹立在这个地方。否则我们的文化圈、我们的地位、我们生存的生态就出现了问题。第三，要有鲜明的贡献度，没贡献度是不能存在的。那么我们怎么评价中医的疗效？我们中医写文章常用"覆杯而起，霍然而愈，立竿见影"，但科学的语言只能用数据和证据说话。所以，我们的问题就在于标准的问题，定性的问题，定量的问题，循证的问题，大数据的问题，因为学术是要有公信度的。

（四）中医优势学科的问题

王老师认为，要建中医临床优势学科，就要注意十个问题。第一个是优势病种，第二个是学科群，第三个是诊疗链，第四个是重点科室，第五个是学科带头人，第六个是团队，第七个是项目课题的支撑，第八个是稳定的研究方向，第九个是明确的研究目标，第十个是客观的评价体系。临床优势学科也体现了所在医院的三个力，一个是医院的综合实力，一个是核心竞争力，一个是持续发展的驱动力。这三个"力"决定着一家医院赖以生存的主导地位。

第一个是优势病种。优势是从比较得出，是中医和西医的比较。这个比较是说中医在这个病种上全过程——在医疗的过程、医疗的结局，以及医疗的评价，能够全部超越西医。它的疗效优于西医，这个就是你的优势病种。如果不能在全过程优于西医，而是在某一个病的某一个阶段优于西医，我们叫优势环节，在疾病过程中的某一个节点，通过运用中医的方法，由于中医药的参与，优于西医，提高了疗效。

第二个是学科群。优势学科群是什么概念？它不是说一个学科自己的单病种作战，而是形成了一个交叉的整体。以后的学科发展不可能消化就是消化，血液就是血液，呼吸就是呼吸，而是一个多学科的联动。

第三个是诊疗链。这是针对一个患者的完整的诊疗体系。从筛查到诊断到治疗再到康复的全过程，从未病到疾病各个阶段。诊疗手段有西医有中医，有中药有针灸等，有一个清晰流畅的链条。这个链条就形成了一个整体的诊疗过程。

第四个是重点科室。要完成诊疗链，必须有一个依托，就是重点科室。重点科室是龙头科室。有了龙头科室就有了依托，把我们刚才所说的这些能够找到一个落地的地方。

第五个是学科带头人。学科带头人是领军人物，他要有几个方面的能力：研究方向，协调能力，教学能力，科研能力。你是跟还是引？跟着跑还是引着跑是完全不一样的。学科带头人要对学科起到引领作用，需要具备一定的眼光和学识。

第六个是团队。现在每一个人不是孤军奋斗的，必须有团队。但是这个团队的素质很重要，然后还要有梯队。每一个部门的科室，得有一个一定容量的梯队。

第七个是课题。课题级别代表了医院的科研最高级别。课题方向决定了一个团队研究方向的稳定性。

第八个是稳定的研究方向。如果我们在一个方向使劲挖，就能挖出水，就打成了一口井。如果在各个方向挖来挖去，只能挖很多坑。每个科研人员要有稳定的方向，这需要长期、坚持、努力。

第九个是明确的阶段研究目标。科室或团队要制定总体目标和阶段目标，每个成员也要制定总体目标和阶段目标。阶段目标要按照年度，甚至季度来制定。根据这个目标来支配自身资源、考量取得的成果。合理的进度，以及他的岗位责任，把目标定好了，就可以按照进度完成相应的工作。

第十个是客观的评价体系。客观是指定的第三方的评价，不是我们自己的评价。评价要有科学性原则，要有代表性的原则，要有通用性的原则，要有动态性的原则。而且，它是有多个指标的，是有内在结构的有机整体。我们用不同的指标体系指数，衡量这个学科的整体优势，它的特色，它的价值存在，它的特点，对它的评价才是客观的。

（五）中医药国际化的问题

当前从国际环境和国内环境来说，中医药国际化都具备了一些条件。中医药"一带一路"意义与价值是什么？第一点，它会彰显中医药的特色优势，为国际社会健康服务。第二点，可以提升中医药自身的服务水平，促进中医药国际化。第三点，是在中医药创新发展转化的过程中，形成新的经济增长点。

中医药"一带一路"应该怎么走？王老师认为有五个点需要我们去认真地思考。第一点，"成熟的条件"；第二点，"三因制宜"；第三点，我们怎么走，是大踏步地走，还是一步一步地走；第四点，放下"老大哥"心态，作为大家庭里的一员去走；第五点，打造"样板"示范走。

第一点，中医药要有"成熟的条件"才能走。什么叫成熟的条件？一是进行中医药的现代转型。传统的中医药不是原生态地走下去，而是必须要有现代的品质，有与时代偕行的能力。但是怎么转型？转型后应该是一个什么样的状态？这是我们首先要解决的问题。二是具有中国原创的、成熟的技术成果。中医药必须要有自身的原创的技术和成果，这些成果属于成熟的技术，是适宜的技术，而且是能够对接不同国家的技术。所以，三是对接沿线国家的能力。不同的国家有不同的需求。这是"成熟的条件"的三个内容。

第二点，"三因制宜"地走。一是因地制宜，就是我们应该要了解不同国家、不同区域的不同条件，要针对这些地区、地域的特点。二是因人制宜，不同民族、不同种族，医疗的需求和医疗的干预是不一样的。我们不可能用某一个区域的方法去干预别人。三是因时制宜，不同政治气候，不同国家、不同地区有不同的实际情况。不同国家、不同地区对这个问题的态度不同，我们要强行去做是不可能的。所以我们要"三因制宜"地走。

第三点，"一步一步"地走。我提出了四句话：调子不要那么高，嗓门不要那么大，步子不要那么快，摊子不要那么大。我们不可能把"一带一路"一下子走成功。"一带一路"是一条很长的路，是需要多少年慢慢走的路。所以我们要谦虚谨慎、小心谨慎地走，要认真地探索，不断地进取，要有节奏、要有目标地走，一步一个脚印地走。就我们的心态来说，要沉下心来，慢慢地探索，而不是一个大踏步迈进的脚步和节奏。

第四点，国际大家庭优势互补地走。首先我们不要说自己是"老大哥"，我们要尊重他人，要向他人学习，要互通有无，优势互补，共赢共济。在这个基础上，实行多维度的、多层次的合作，包括政府的、企业的、行业的，等等。还有一个重要的问题是，尊重国际规则。

第五点，打造"样板"示范走。比如香港，就是文化交汇的国际化大都市的地位，它具有"一带一路"的服务功能，有独特的地区优势，有多元文化交融的优势。我们要打造这个样板。

中医药"一带一路"要能解决策略、方法和路径的问题。安全环境、经济环境、投资环境。第一个方面，政府层面怎么引领。从政府来说，要指导引领，政策扶持，协调服务。政府要做的事情是确定整体的战略方针，形成整体的实施方案，有整体目标、整体布局、整体部署，而不是某地、某单位、某个人的节奏。政府要解决贸易壁垒、技术标准壁垒、法律障碍等问题。这些问题是个人、团体都无法解决的。政府还要建立合作机制，形成相应的共享机制，建立具体的项目和基金来支持中医药走出去落地，这些都属于政府的职责。第二个方面，国际组织层面怎么助力。在国际组织的层面，有世界卫生组织、上海合作组织、中东、欧盟、东盟等，它们要解决标准化的问题。还有国际标准、国际注册、国际评价、多边合作机制、多边贸易体系，这些都是国际的问题。第三个方面，中医药行业自身怎么走。我们要解决医怎么走、药怎么走、教育怎么走、科研怎么走、文化怎么走的问题。医怎么走？要回答世界有什么健康难题，世界有什么医学难题，沿线国家对于我们"一带一路"有什么紧迫的健康需求，如何对国际疾病分类中传统医药类疾病进行标准化的研究。药怎么走？中成药、中药材、饮片如何形成民族的品牌，跨境医药标准如何制定，功能性食品、保健品、药品进行注册，这些都是药的问题。教育怎么走？我们在海外怎么进行办学，办学规模如何，培养什么样的人才。科研怎么走？要以问题为导向，策应沿线国家需求与共同关心的技术瓶颈及科学问题。如何建设中医药"一带一路"的科技组织联盟、合作基地、研究中心？文化怎么走？文化有三个问题：文化传播，文化先行，成效说话。要讲好中国的故事，中医药的故事。

第二节　创新诊疗模式

　　王老师将体质学思想不断运用在临床工作中，提出了"辨体论治"的诊疗模式，以体质分类辨识作为辨体论治的重要方法。并结合当今中医诊疗模式现状，对辨病论治、辨证论治的源流及演变过程进行分析，建立了"辨体－辨病－辨证"诊疗模式。"三辨模式"是以体质、疾病、证候三者之间的相互关系为前提，以"体病相关"和"体质可调"理论为依据，以辨体论治为核心的临床诊疗体系。它是来源于传统理论，并将体质研究成果应用于临床实践的新的思维模式。

　　同时，他受岳美中教授"专病专方专药论"及方药中教授"病机求属论"和"专病系列方"的启发，形成了"主病主方"的临证思路。他认为，临床上要抓住疾病的主要矛盾，针对疾病的主导病机，审机制方，有的放矢地施用方药。制定主法，选择治某病或某症有特殊功效的专药，进而合理配伍组方。正确使用专病专方专药，有时是提高疗效的关键。

一、"辨体－辨病－辨证"诊疗模式

　　中医学历来强调因人制宜，重视个体体质差异因素在疾病发生、发展中的作用。辨体论治就是在对不同体质进行分析的基础上，开展临床诊疗的实际应用。王老师将辨体、辨病、辨证相结合，建立了"辨体－辨病－辨证诊疗模式"（以下简称"三辨模式"）。"三辨模式"是以体质、疾病、证候三者之间的相互关系为前提，以"体病相关"和"体质可调"理论为依据，以辨体论治为核心的临床诊疗体系。它来源于传统理论，体现于临床实际，是将体质研究成果切入临床应用的新的思维模式。王老师的弟子靳琦在《王琦"辨体－辨病－辨证诊疗模式"的理论要素与临床应用》一文中，将"三辨模式"的理论要素总结为以下几点。

（一）"三辨模式"的核心是辨体论治，体质为本，病证为标

　　体质在疾病的发生、发展、转归中起着重要作用，制约和影响证候的形成与演变。在病、证、体三者关系中，体质因素是主要矛盾。《景岳全书》中说："当识因人因证之辨。盖人者，本也；证者，标也。证随人见，成败所由。故当以人为先，因证次之。若形气本实，则始终皆可治标；若形质原虚，则开手便当顾本。"《医门法律》亦说："故凡治病者，在必求其本，或本于阴，或本于阳，知病所由生而直取之，乃为善治。"以上说明治本就是探求患者

的阴阳动静、失衡的倾向性而治，即以体质的阴阳偏颇为本。疾病、证候的产生无不系于体质，亦即体质为本，病证为标。

在"三辨模式"中，辨体论治是根本，起着核心作用，占有主导地位。随着对健康概念的重新界定，医学研究的重点已从探索"人的病"转向"病的人"，更加强调从人体本身探索如何维护和促进健康。体质是相对稳定的个体特质，是生命现象和疾病产生的基质，同样的疾病在不同的个体中所呈现的症状可能是相同的，但产生这些症状的背景是不同的，治疗当然不尽相同。正如《医学源流论》中所说："天下有同此一病，而治此则效，治彼则无效，且不惟无效而反有大害者，何也？则以病同而人异也。"这就是强调个体诊疗的意义所在，也体现了辨体论治的重要性。

（二）辨体论治的依据是"体病相关""体质可调"

王老师在提出体质的四个基本原理即"体质过程论""形神相关论""环境制约论""禀赋遗传论"的基础上，经过理性思维和临床实践，结合从事科研工作的过程，又提出"体质为本，心身构成，体病相关，可分可调"假说，由此导出体质"新四论"："体质可分论"——体质可以客观分类；"心身构成论"——体质是特定躯体素质和一定心理素质的综合体；"体病相关论"——体质类型影响疾病发生、发展趋势；"体质可调论"——通过干预可以调节偏颇体质。关于体质与疾病的内在联系，通过大样本临床流行病学调查证明，体质决定着人体对某种致病因子的易感性和对某种疾病的易罹性，并决定机体反应性而影响着疾病性质和病理过程及转归。以痰湿体质为例，王老师的课题组在研究中发现，痰湿体质与单纯性肥胖、高脂血症、糖尿病、冠心病、中风病等的发生呈明显的相关性；痰湿体质组的血脂、血糖水平显著高于非痰湿组和正常人，血液流变学等指标也表现异常。这些结果表明，体质与疾病及其病理基础具有相关性。关于体质的可变性及可调性，王老师开展的体质干预研究发现，中药化痰祛湿方能有效调节肥胖人痰湿体质的脂代谢；中药过敏康胶囊可降低抗原特异性 IgE、抑制肥大细胞释放组胺，改善过敏体质。这些研究成果，体现了体质可以干预和调节。由于体质与疾病相关，且可变、可调，为辨体论治的实施提供了依据。

（三）辨体、辨病、辨证各有指向，相互关联，三位一体

辨证论治是中医学的特色和临床诊疗的主要手段，辨病（中医的"病"和西医的"病"）论治一并为临床所习用。辨证的指向目标是"病"过程中的某一阶段，将疾病某一阶段的病理特点与规律作为研究的主体，是考虑脏

腑气血阴阳盛衰的现状及与本次疾病的关联，并概括现阶段疾病对机体所造成的影响；辨病的指向目标则是疾病全过程的病理特点与规律，是对某一疾病发生、发展规律的总体认识，诚如徐灵胎所云："凡病之总者为病。而一病有数症。"而辨体所指向的目标是"人"，将人作为研究的主体，主要诊察形体、禀赋、心理以及地域和奉养居处等对人的影响，亦即人对这些因素的反应。以此分析某类人群脏腑阴阳气血的多少，对某类疾病的易罹性，分析某种体质之人患病后体质对疾病的影响，即疾病发展的倾向性，以及对药物的耐受性等。在患病过程中，体质、疾病、证候三者从不同的角度、不同的层面反映了疾病的本质、规律与特征。而病与证的发生都以体质为背景。若将体质、疾病、证候三者割裂开来，都不能准确把握生命过程中的疾病现象。

由于"体质""疾病""证候"对个体所患疾病本质的反映各有侧重，所以强调"辨体""辨病""辨证"相结合，有利于对疾病本质的全面认识。尽管三者指向不同，但它们又是相互联系，密不可分，归于统一的。因此，辨体、辨病、辨证在临床诊疗中三位一体，缺一不可，由此构成一个完整的诊疗体系，它充分体现了中医临床思维的多元性和复杂性特征。

二、"主病主方"诊疗思想

清代徐灵胎《兰台轨范》中首次对主病主方与多病通治方做了较为贴切的初步界定，其曰："一病必有一主方，专治者名曰主方"，"如一方所治之病甚多者，则为通治之方，先立通治方一卷，以俟随症拣用"。遗憾的是，这并未引起后世足够的重视。现代学者有谓专病通治方就是针对临床各科某一疾病的若干证候均能通治获效的方剂，前人亦称其为主方；亦有将专病专方与主病主方等同者。王老师根据徐灵胎提出的"主病主方主药"构想，将主病主方的内涵界定为高度针对贯穿整个疾病始终的主导病机，以一方为主，并可根据病情、证候、体质的多样性，据主方加味，体现病-体-证一统观。如东汉时期张仲景论治百合病中高度针对心肺阴虚内热这一主导病机的主方便是百合地黄汤。主病主方有别于一病一方的专病专方，也异于一方可治多病的通治方。主病主方论强调临床首先立足于"病"，以"病"为纲，不是抛开"病"、游离"病"直接切入辨证论治。

（一）主病主方"四级"制方思路

临证辨病审机，选择专药，是主病主方的制方基础；辨识体质，调体治病，是治病求本的制方措施；而移植成方或组合小方或新拟验方，则是实现主病主方的制方方法。

1. 主病主方思想的精髓——审机制方

审机制方是将疾病的病机辨识与方药配伍原理两方面联系起来，以实现"方病对应"的一种辨病论治技术。审机制方是辨病论治的精髓，是主病主方的逻辑基础。主病主方强调的病机包括两方面：一是某种疾病的基本病机。例如：原发性高血压的基本病机是气逆、血乱、热扰、水停，对此王老师取《医学衷中参西录》建瓴汤与《金匮要略》茯苓泽泻饮合方加减而制成的"镇逆降压汤"，该方具有清肝、镇逆、活血、利水综合作用；二是某一类疾病的共同病机。如肥胖、代谢综合征、睡眠呼吸暂停综合征等病症的共性病机是以痰湿体质为本、气血食郁为标，王老师从异病同机同治入手，自拟具有益气温阳、化痰祛湿、消食祛瘀之功的"益气轻健汤"。值得注意的是，临床上一些疾病的病机与症状群之间并非对应关联，即所谓"症机分离"者亦复不少，如疾病明确而无症状者（无症状性少弱精子症、无症状性蛋白尿等）；症状群中部分症状与病机相反者（真热假寒或真寒假热，大实羸状或至虚盛候等）；症状群中部分症状虽与疾病病机相同但与体质类型相反 [湿热痤疮和（或）胃火牙痛与阳虚体质表现并见、风寒感冒与阴虚体质表现兼有等]。因此，透过病状辨识其真正病机，发现其潜在病机，或探察其新病机，即"无者求之"，对于临证制方遣药至关重要。

2. 主病主方的特长——专病专药

专药是指对某病某症有特殊功效的药物。因其主攻对象明确、疗效确切独特，受到历代医家青睐。王老师在临床中用荆芥、郁金、竹茹治疗尿血、便血、血精、月经过多等；用麦芽健脾以化精瘀，治男子精液不化、高泌乳素血症，皆有确效。应用专药要注意两点：①专药不宜单用，通常在主病主方中多用作君药，或在主方中针对主症配伍用药。在主病主方中以专药为君甚至用其命名者，古代方中诸如主治蛔厥的乌梅丸、主治疟母的鳖甲煎丸、主治肺痈的苇茎汤等。在主方中针对主症而配用专药者，也为临床所习用。如《伤寒论》中"五泻心汤"均以黄连作为心下痞的专药。②专药用量宜大，基于以下四点而言：一是量效关系，即专药的特效、奇效等效应的发挥只有在较大量时才能显现，如用柴胡退热需大量（解郁需中量、升阳宜小量）；二是相对用量，而非绝对用量，即比其常用量相应要大；三是剂型选择，散剂中的细辛应遵循"辛不过钱"之戒，而在复方汤剂如小青龙汤、苓甘五味姜辛汤、射干麻黄汤等原方中却高达"三两"（现在一般成人量可用至 6 ～ 9g）；四是配伍环境，同样是石膏，在麻杏甘石汤原方中用半斤（八两），而在白虎汤原方中高达 1 斤。王老师用生白术治疗便秘时，其用量达 30～60g；用白芍止痛、解痉、平喘、通便治疗痉挛性疼痛、哮喘、习惯性便秘、早泄等病症时用量也达 30～60g，屡获佳效。值得注意的是，"专药用量宜大"并不意味着可以盲目加大用量，乃以"药－病（症）对应""安全有效"为原则，从这个意义上来说，专药用量的所谓"宜大"，实际上是"量足"。临证用药既要晓其所长，也要知其所短；既要明其当前作用，也要防其今后问题。

3. 主病主方的根本——辨体制方

这里所谈"辨体制方"并非针对体质本身的调治，而是基于"体病相关"理论的"异病同治"原理而言。王老师带领学术团队开展中医体质研究发现，某些疾病甚至是一类疾病的发生与人的体质因素与类型有关，如高血压、糖尿病、高脂血症、中风、睡眠呼吸暂停综合征属于痰湿体质较多，业已成为发生这些疾病的"共同土壤"。人们过去在治疗疾病时，往往被疾病"牵着鼻子走"，而没有注意到这些疾病的共同背景。西医学将这些病称为代谢综合征，从代谢障碍和胰岛素抵抗等方面去解释其发病原因。王老师认为辨体论治是异病同治的要旨。"异病同治"常常反映在体质的同一性上。上述糖尿病、高血压病、高脂血症、冠心病、脑卒中与肥胖有关的代谢综合征，与痰湿体质有内在关联，成为发病的共同基础。通过辨识体质类型可揭示多种疾病的发病倾向，并成为发病基础，而抓住体质特征则可执简驭繁。针对痰湿体质王老师自拟的"益气轻健汤"，临证用于痰湿体质易患肥胖及睡眠呼吸暂停综合征、代谢综合征者多有效验，这是"异病同治"的根本治法。

4. 主病主方的方法——移植成方、组合小方、新拟验方

王老师在 50 余年的临床实践中，逐步探索出移植成方、组合小方、新拟验方的主病主方的制方方法。谨守方证病机特点，移植成方挪作新用，是主病主方的重要制法和特色之一。例如，四逆散原治阳郁厥逆，后世拓展用于肝郁气滞所致的多种病证，王老师针对男科阳痿多与肝郁气滞、阳气郁遏有关，治肝之法多为常用，故将四逆散加味移植用于阳痿主方，体现阳痿"从肝论治"的制方思想。临床上，病情变化多样。对于病机复杂的病证，王老师根据所治疾病多环节病机的主次轻重，有针对性地选择药味较少的两个以上小方联合应用，以发挥综合治疗效果。例如，根据心律失常气阴两虚、心脉瘀阻的病机要点，结合《难经》"损其心者，调其营卫"的观点，将益气养阴之生脉散与活血化瘀之丹参饮、调和营卫之桂枝汤三方组合成心律失常主方。这种由若干小方组合的主方，具有主攻明确、分

层合击的整体效应，以及化繁为简、便于掌握的特点。王老师认为自拟方既不是随意的组合，也不是传统方剂的简单加减。在针对专病制方的同时，还须注重以下三方面：一是遵循方剂理论。王老师根据《内经》"阳化气，阴成形"的理论，在六味地黄丸基础上加枸杞子、桑椹、淫羊藿、巴戟天等，制成少弱精子症主方"升精赞育汤"。诸如此类的制方方法，颇能体现方剂的制方理论，更能显示制方配伍的特色和特殊规律。二是擅用药对组方。例如，黄芪配当归见于李东垣《内外伤辨惑论》之当归补血汤，王老师常用此药对治静脉性阳痿、动静脉混合性阳痿患者，认为黄芪能大补肺脾之气，亦能补肝气，张锡纯治肝气虚弱不能条达皆重用之，合辛香温润、活血养血之当归，能补肝气、调肝血，使阴茎动脉气壮血旺，阴茎静脉气固血摄。三是参合药理制方。王老师针对过敏性疾病及调整特禀体质拟定的过敏康Ⅱ方（黄芪、百合、乌梅、牡丹皮、黄芩）即属此列。值得注意的是，参合药理创制新方作为传统制方模式的补充和拓展，应以不违背中医药学理为前提，切忌"废医存药"的格局发生。

（二）主病主方"四维"运用模式

中医诊治疾病的方法丰富多彩，灵活多样。长期以来，中医辨证论治作为核心的诊疗技术，能够有效地指导临床，但难以寻找群体规律。要找到这样一种诊疗技术，既能够反映个体差异，又有助于实施群体干预。王老师在肯定辨证论治重要性的同时，提出了要形成符合中医当代临床科学规范的、多元动态的开放性的中医诊疗新模式，要根据临床实际，灵活运用辨病论治、辨证论治、辨体论治，多种方法相互结合补充。临床实践表明，中医辨病用方与辨证、辨体用方之间存在"离合关系"。王老师倡导的"辨体－辨病－辨证"诊疗模式，现已成为指导已病状态下的多元化运用模式。

1. 疾病急骤——主方加减

主病主方旨在反映疾病病机与方药配伍之间的应答关系。当疾病急骤或突显，病势进展比较迅速，此时疾病的主要矛盾远重于证候表现或体质状态时，即以主病主方结合辨证和（或）辨体加减。王老师对于1期、2期原发性高血压病主要用自拟"镇逆降压汤"治疗，对于3期高血压患者，常加羚羊粉和（或）珍珠粉冲服，以平肝息风。如单纯舒张压偏高者，可加生黄芪、葛根、茜草以益气活血。如病程中兼见阳亢化火、痰热腑实等证，和（或）患者的体质特征较为明显（或阴虚或湿热或痰湿）时，适当兼顾。如此用方，则主次分明，有的放矢，取效迅捷。

2. 病证同显——合方分击

辨病的指向目标是疾病全过程的病理特点与规律，是对某一疾病发生、发展规律的总体认识；辨证的指向目标则是"病"过程中的某一阶段，将疾病某一阶段的病理特点与规律作为研究的主体。当疾病的病情较为轻缓，证候表现较为明显，一般"合方分击"，即主病主方与辨证用方并举。例如：王老师治疗失眠主方"高枕无忧汤"，由法半夏、夏枯草、百合、苏叶、酸枣仁、甘松、柴胡、白芍组成。如伴见肝郁气滞证，需合用逍遥散；如肝郁化火，合用丹栀逍遥散；肝胆气郁者，合用柴胡加龙骨牡蛎汤；肝胃不和者，合用抑肝散等。这种病证结合，合方分击的用方策略常在临床中实施。

3. 多恙并存——调体用方

辨体所指向的目标是"人"，将人作为研究的主体，主要诊察形体、禀赋、心理以及地域和奉养居处等对人的影响，亦即人对这些因素的反应。当并存的多种病症均以体质为共同背景，则可"多元归一"，即通过辨体用方调治多种病症。前述"益气轻健汤"调治痰湿体质易患肥胖及睡眠呼吸暂停综合征、代谢综合征者即属此例。

4. 先病后体——序贯用方

在患病过程中，体质、疾病、证候三者从不同的角度、不同的层面反映了疾病的本质、规律与特征。当疾病表现重于体质状态时，以"病"为先，如止崩、镇眩等。已获显效后，则可"序贯用方"，即以辨体用方为主用以巩固疗效。这种用方思路在大多情况下均可采用实施，有助于防止疾病复发。

综上所述，"辨体－辨病－辨证"诊疗模式是基于疾病、证候、体质之间的内在联系，将辨体、辨病、辨证相结合，进行综合运用的一种临床诊疗模式。对于已病状态下，王老师主张辨病为纲结合辨证辨体的"三维诊疗观"，贯穿主病主方专药的学术思想，强调针对病机，或移植成方或组合小方或新订方药的制方思路。决定辨病用方与辨证、辨体用方这一"离合关系"的因素有四：一是已病状态下病情的轻重缓急和证候的有无；二是体－病相关的关联度大小；三是疾病防治的目标与策略；四是疗效的获取与巩固。主病主方"四级"制方思路的提出和"四维"运用模式的构建，既体现辨病与辨证、辨体有机结合，又不失目标指归明确、执简驭繁，其针对性与灵活性高度统一的特点，为中医临床诊疗模式注入了新的内涵。

（本章编者：王济）

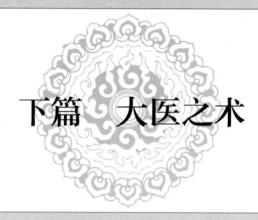

下篇　大医之术

第三章　临证技法

王老师在运用"三辨模式"解决临床问题的过程当中，对辨病、辨证、辨体等各个环节都非常重视。他结合具体临床问题，详细阐述了"三辨"应当如何运用。同时，王老师也很重视辨症状和辨发病时间等。正因为擅长运用复杂的思维和多元的方法，在临床上治愈了一个又一个的疑难杂病。

在 50 多年的临床实践中，王老师逐步探索出移植成方、组合小方、新拟验方等主病主方的制方方法，以及辨体质类型、辨体质属性、辨体质强弱、辨长幼、男女、居处地不同等"辨体论治"诊疗方法。在经方应用上，他认为"汤证一体"是经方核心思想，善于根据方证病机活用经方。他也非常重视在遵循中医药理论的同时，汲取现代药理研究成果，拓展古代方药应用范围。

第一节　辨治方法与用方特点

一、辨病论治

辨病论治是中医学的重要内容。疾病是医学中的基本概念，每个具体的病名是医学上对该具体疾病全过程的特点（病因、病机、主要临床表现）与规律（演变趋势、转归、预后等）所做的病理概括与抽象，是对该疾病的本质认识。明代医家张景岳在《景岳全书》中说："凡诊病者，必须先探病本，然后用药。"

1. 辨中医之病

辨中医之病具体有以下几种方式。①单纯辨病。传统辨证模式一般是一病分几个证型，或用脏腑辨证法，或用八纲辨证法等。但临床中，可根据疾病自身特点单纯辨病，如脏躁、疟病、白癜风等，只要辨病准确，即可治疗，不必再作分型辨证。②辨中医之病结合辨中医之证。在辨病的基础上辨证可补辨病论治之不足，如同是痢疾病，在其发展及变化过程中则有在气分、在血分，属实证、热证及虚实夹杂之不同，而施以不同治法。辨病与辨证相结合，在特定情况下，又可灵活运用。如温热病不必谨守卫气营血传变程式，可采取扭转截断法，遏止病情发展，以至治愈，这也是中医学的治疗思想。③辨病与分期、分型。由于疾病本身是多样性的，临床对有些疾病根据其发病及演变特点常进行分期，如麻疹分出疹期、收没期；外科化脓性疾病分成痈期、酿脓期、成脓期、溃脓期、溃后期、恢复期；百日咳分初咳期、痉咳期等。中医男科常按病变发展过程分期，如"龟头包皮炎"可以分为一期（红斑期）、二期（渗出期）、三期（溃烂期），应分别论治。有的按病理变化分期。如"阴茎癌"应根据癌体大小程度、有无浸润、有无转移等进行分期以确定治疗原则。分型如皮肤病中分脱屑型、糜烂型、丘疹型、红斑型等。

临床上不像教科书，是没有时间把所有的证都列出来一一分辨的。正如最艺术的东西是最简单的，由繁而简，由博反约，是最高境界。王老师强调"一病必有一病之主方，一方必有一方之主药"。只有把握疾病，才能在临床中自觉地、主动地且有预见性地治疗。

2．辨西医之病

西医的辨病历史也很悠久，主要有局部定位思想和特异病因的观念。所以将来西医辨病的趋势是：从局部定位到整体把握疾病发展；从特异病因到致病因素与机体因素结合认识疾病。辨西医之病，可与中医临床诊疗进行有机结合。具体可有以下方式。①辨西医之病，融中医之论。对某些西医学的疾病，同样可在中医理论指导下去重新认识基本病因病机，并针对这些病因病机遣方用药。如脑出血引起的昏迷，不能固守湿痰蒙蔽心包或热扰心神之论，而应从瘀血阻络，脑络瘀阻论治，同样头部外伤或脑生肿物亦当以其为主要病机进行论治。输卵管阻塞性不孕，属中医少腹血瘀之证，而用少腹逐瘀汤治疗，均被实践证明行之有效。②辨西医之病，扬中医之长。如用中药人工周期治疗卵巢功能失调性不孕症，针对主要原因（下丘脑－垂体－卵巢轴功能失调），根据妇女月经周期阴阳消长的变化规律，采用人工周期治疗卵巢功能失调。③辨西医之病，辨中医之证。这不等于在西医病名之下，千篇一律地列几个气滞血瘀、心脾两虚等证型去对号入座，而是病与证之间有着紧密的关系。由于病证结合既重视整体性，也重视局部损伤，促进了现代中医对许多疾病的病机与证候更深入、更具体的认识，使遣方用药更具针对性。④辨西医之病，特异治疗。在辨西医病的基础上，将中医方药直接运用于西医诊断之疾病或检测指标，亦是有效途径之一，如对乙型肝炎、甲状腺功能亢进症、免疫性不育、淋病等的治疗。有的在辨病基础上还需按病变或病理分期，应该将客观指标通过科学实验观察总结出来，使之归于中医诊疗体系之中。

王老师认为，对中药的使用，在有的情况下要讲归经、升降浮沉，有的情况下要讲该药的特性和专长。古人也是如此，如桂枝治心动悸、脐下悸就是其长，威灵仙治鱼鲠便是其长。现代临床针对某些病理指标及病原体探索中药疗效，也同样有益于中医临床实践。

二、辨证论治

辨证论治，是指分析辨认疾病证候，确立相应治疗的方法。在中医学的发展过程中，历代医家针对各类不同疾病的特点，创立了多种辨证方法。这些辨证方法各有特点又互有联系，是中医诊治体系的重要组成部分。辨证论治，要注重辨病与辨证相结合。病与证有如下四个关系。

（一）病是第一层次，证是第二层次

每一具体病名是医学上对具体疾病全过程的特点与规律所做的病理性概括与抽象，是对该具体病变的本质性认识，先立病，后分证，乃诊疗之次第；病为纲，证为目，乃病证之格局。朱肱《南阳活人书》说："因名识病，因病识证，如暗得明，胸中晓然，反复疑虑，而处病不差矣。"现代已故名医赵锡武先生对病证关系说得更为具体："有病始有证，而证必附于病，若舍病谈证，则皮之不存，毛将焉附？"

（二）病规定证，证从属于病

病的本质一般规定着证的表现和证的变动。徐灵胎说"证者，病之所见也"，疾病有一定的发展变化过程，在疾病演变过程中，由于受各种因素的影响，可出现各种不同的证，但这些证候不是固定不变的，而是随着病情的变化而变化，受疾病基本病理变化过程的制约和影响。

（三）病是整体，证是局部

临床上明确病名的诊断，便可根据该病的一般规律把握全局，有利于对该病本质的认识和辨证论治。如中风病，有先兆、卒中、恢复期、偏枯全过程，而诸种证候只是不同发病时期的表现，辨证时要有全局观点并预测其变化与后果。

（四）病贯始终，证是阶段

病名代表该具体疾病病理变化全过程的特点与规律；证代表疾病当前所处阶段的病理状态，只能反映疾病过程中全部病机的一部分，因而也就不是病机实体的全部信息，只是呈现的一个横断面。

病证结合包括两个方面：西医辨病与中医辨证结合，中医辨病与中医辨证结合。此时证是一标准化的证，而每一种病又是由几种标准化证组成的复合体，还要列出他的潜证、兼证、并发症，做到局部与全身相结合，辨病与专方专药的应用与分型论治相结合。

三、辨症状论治

对症治疗也是中医临床的重要组成部分。"症"是指症状和体征，对症治疗是指以症状和体征为主要治疗对象，而采取针对性的治疗措施。有人将对症治疗讥之为"头痛医头，脚痛医脚"，殊不知中医学中蕴藏着许多对症治疗的良方。《肘后备急方》《千金方》《外台秘要》《本草纲目》中均记载着相当数量的民间草方验方，典型当推清代《串雅内编》及《串雅外编》。云南白药治出血，六神丸治咽痛更是久用不衰。

症状是审察疾病的组成部分，分析症状的特点及其主症、兼症，发现新的特异症状，寻求新的对症治疗方法，增强中医应急处理能力，在急症救治中尤有意义。辨症治疗在一般情况下，当处于病证的从属地位，但当症状危急时，则上升为主要矛盾，在特定情况下，头痛医头、脚痛医脚、止汗、平喘、止血、止泻、退热、止痛的对症辨治也必须加以重视。

四、辨体论治

中医不仅要治人的"病"，更要重视治病的"人"。辨体论治即以人的体质为认知对象，从体质状态及不同体质分类的特性，把握其健康与疾病的整体要素与个体差异，制定防治原则，选择相应的治疗、预防、养生方法，从而进行"因人制宜"的干预措施。辨体质状态，包括辨体质的强弱胖瘦，年龄长幼、南北居处、奉养优劣等，其中包括人体的肤色、形态、举止、饮食习惯，性格心理以及对季节气候地域变更的适应性等；辨体质分类，主要对阴虚之体、阳虚之体、气虚之体、痰湿之体等不同体质的区别，或补其阴，或温其阳，或益其气，或利其湿等，以恢复其阴阳平衡，实即治本之意。

辨体论治将有助于减少药物的不良反应和增强治疗效果。许多遗传性疾病、过敏性疾病与体质关系尤大。以过敏性疾病而言，过敏反应的发生与过敏体质有关。所谓过敏体质，是指与正常体质相比较，易发生过敏性疾病的一种病理体质，所以防治过敏性疾病的关键并不是一个病一个证的治疗，而是通过改善、纠正过敏体质，调节免疫功能，才能真正消除过敏性疾病对人们的危害。

五、辨时论治

辨时论治即以生物节律、时间节律的理论为依据，按年、季、月、日、时不同节律进行诊断、治疗。以年而言，如流行性乙型脑炎在不同年份中有属暑湿、湿温之异，而分别采用白虎汤或通阳利湿法取效；以季而言，如"苦夏"则由于季节性因素致病；以月而言，则有按月经节律周期分别用方；以日而言，阳虚崩漏多见上午，需助阳摄血；时间中医药理学为中药临床应用提供了时辰择药依据，子午流注针法就是中医时间治疗学中最突出的部分。

事物本身是复杂、多元、交叉的，如果以单一的思维去认识事物，往往会陷入片面，难以窥探事物的全貌。中医临床也应采取多元思维结构的方式，综合运用多种辨治方法，才会更全面地了解疾病复杂的全貌从而提升中医临床诊疗水平。

六、主病主方用方特点

（一）移植成方挪作新用

谨守方证病机特点，移植成方挪作新用，是主病主方的重要制法和特色之一。例如，当归贝母苦参丸原治妇人妊娠，湿热下注，气郁血虚所致小便难而饮食如故者，王老师根据方后所注"男子加滑石半两"，结合前列腺炎湿热下注、气郁血虚（血瘀）的病机要点，移植该方作为前列腺炎的主方；复元活血汤原治跌打损伤，恶血留于胁下，痛不可忍等，王老师根据慢性前列腺炎盆腔综合征常出现会阴部刺痛、前列腺直肠指诊常变硬或有结节的血瘀表现，结合西医学关于前列腺因慢性炎症刺激易出现纤维化病变的认识，抓住慢性前列腺炎盆腔综合征"腺体瘀浊阻滞"的病机要点与复元活血汤证"瘀血阻络"的病机特点相符，将复元活血汤移植用于慢性前列腺炎盆腔综合征主方，获效满意；四逆散原治阳郁厥逆，后世拓展用于肝郁气滞所致的多种病证。王老师针对男科阳痿多与肝郁气滞、阳气郁遏有关，治肝之法多为常用，故将四逆散加味移植用于阳痿主方，体现阳痿"从肝论治"的制方思想。他将原用治妇人癥瘕的桂枝茯苓丸移植用作前列腺增生症主方，变妇科之方为男科之用等亦属此例。

（二）组合小方分层合击

临床上，病情变化多样。对于病机复杂的病证，王老师根据所治疾病多环节病机的主次轻重，有针对性地选择药味较少的两个以上小方联合应用，以发挥综合治疗效果。例如，王老师根据心律失常气阴两虚、心脉瘀阻的病机要点，结合《难经》"损其心者，调其营卫"的观点，将益气养阴之生脉散与活血化瘀之丹参饮、调和营卫之桂枝汤三方组合成心律失常主方；根据冠心病痰瘀互结、气微邪痹的病机要点，选用瓜蒌薤白白酒汤宣痹通阳，丹参饮、金铃子散活血行气，参苏饮（人参、苏木）益气祛瘀，四方合用组成冠心病主方"宽胸通痹汤"。这种由若干小方组合的主方，具有主攻明确、分层合击的整体效应，以及化繁为简、便于掌握的特点，值得提倡。

（三）新拟验方另辟蹊径

王老师指出，新拟验方既不是传统方剂的简单加减，更不是随意的组合，必须具有新的制方理论和明确的适应范围。考古今医方，张仲景金匮肾气丸的制方思想突出"阴中求阳"和"少火生气"；钱乙所制六味地黄丸的制方理论则遵循"壮水之主，以制阳光"，因此去金匮肾气丸中附子、桂枝，改干地黄为熟地黄，其主治功效与原方比较已发生了根本变化；张景岳根据"阳中求阴"的制方理论，去六味地黄丸中的"三泻"泽泻、茯苓、牡丹皮，加枸杞子、菟丝子、龟甲胶、鹿角胶、川牛膝，制成左归丸；王老师根据《内经》"阳化气，阴成形"的理论，在六味地黄丸基础上加枸杞子、桑椹、淫羊藿、巴戟天等，制成少弱精子症主方。诸如此类的制方方法，颇能体现方剂的制方理论，更能显示制方配伍的特色和特殊规律。

七、辨体用方特点

（一）辨体质类型用方

人体体质存在个体差异性和群类趋同性，经过长达30年的研究，王老师将体质类型分为平和质、气虚质、阳虚质、阴虚质、痰湿质、湿热质、瘀血质、气郁质、特禀质9种。并为每种体质设立了主方，气虚质以四君子汤、补中益气汤、参苓白术散为主；阳虚质以金匮肾气丸、右归丸为主；阴虚质以六味地黄丸、大补阴丸为主；痰湿质以化痰祛湿方、苍附导痰丸为主；湿热质以甘露消毒饮、防风通圣散为主；血瘀质以桂枝茯苓丸、桃红四物汤为主；气郁质以逍遥散、柴胡疏肝散为主；特禀质以麻杏甘石汤、消风散、过敏煎为主。

（二）辨体质的不同属性用方

王老师遵古代医家张景岳、叶天士的理论，对素体阳气不足的，治疗时不可更伤其阳。阳虚之体，感受湿邪为病，则易致湿胜阳微，故应顾护阳气，即使湿渐化热，用苦寒之剂亦当适可而止。如素体阴虚火旺，治当顾护津液；阴虚火旺之体，湿热化火，用药则宜凉，即使热退身凉亦不宜温补过早。又按章虚谷言："面白阳虚之人，本多痰湿，若受寒湿之邪，非姜、附、参、苓不能去，若湿热亦必黏滞难解，须通阳气以化湿，若过凉则湿闭而阳更困矣。面苍阴虚之人，其形瘦者，内火易动，湿从热化，反伤津液，与阳虚治法正相反也。""损伤阳气者，宜先扶阳，而后滋阴。阴盛阳虚之人，而有伤阴者，宜先滋阴，而后助阳。斯当随时审察，不可不察。"（《医门棒喝》）

王老师认为，临床上对于病情迁延日久的疑难病症，详细了解其体质，有助于指迷定向。如某人素体形寒易感，是为卫阳虚，治病时必须注意在攻邪中扶助卫阳，以标本兼顾。如某人素体纳少便溏，是为中阳虚，治病时必须注重补脾，仓廪足而后有利抗邪。如某人素体阴虚火旺，虽受凉于一时，可预测其化热之先机，治必慎用劫阴化燥之品，而处处顾护其阴，此时掌握患者体质就有决定性意义。

（三）辨体质肥瘦、强弱用方

体质的肥瘦强弱是辨体用方的重要依据，历代医家对此均有认识。明代张太素明确指出："大凡治病，先看其病人之形肥瘦，候其气之盛衰。实则泻之，虚则补之，急泻未利，急补缓补，皆疾病之紧慢，用法治之乃全矣。"（《太素脉秘诀·神镜玉柜金经枢要》）李东垣、朱丹溪、徐灵胎等医家均对体质肥瘦强弱有过论述。

王老师在临床辨治时也非常重视患者体质的强弱。遇因饮食劳倦损伤胃气而导致消瘦的体质，必先调理脾胃，使胃气平和，达到饮食增进，营养充实，培其根本。如人壮气实，火邪炽盛，甚至发狂者，可用大黄、芒硝、冰片之类；但人虚有火，以至发生虚狂证，则不予此法。由于肥人多湿多痰，瘦人阴虚多火，故在治法上"肥人不任清凉，瘦人不任温补"。如遇肥胖不孕，由于肥胖乃气虚痰湿内聚，"且肥胖之妇，内肉必满遮子宫，不能受精"，所治之法，不是专用泻火化痰而是重在调体，用加味补中益气汤补气健脾，使肥胖不孕得愈。

（四）辨老少年幼体质用方

王老师在根据体质分类辨识论治的基础上，也非常重视患者所处的年龄阶段。正如《素问·示从容论》说："年长则求之于腑，年少则求之于经，年壮则求之于脏。"张景岳对此解释说："夫年长者每多口味，六腑所以受物，故当求之于腑，以察其过。年少者，每忽风寒劳倦，所受在经，故当求之于经，以察所伤。年壮者，多纵房欲，五脏以藏精，故当求之于脏，以察虚实。"（《类经·疾病类》）所以"少壮新邪，专攻是则，老衰久病，兼补为规"。

小儿的体质特点是"纯阳之体""稚阴稚阳"。宋代钱乙在《小儿药证直诀》中指出："（小儿）五脏六腑成而未全……全而未壮，脏腑柔弱，易虚易实，易寒易热。"因此在诊治小儿时，王老师临床用药也很审慎。

（五）辨南北居处体质用方

生活条件及饮食结构对体质的形成有着重要的影响，治疗方法有所不同。社会地位、经济状况、职业、人际关系等不同，其体质和易发病证亦不同，因而治疗法则各有所异。奉养优劣、生活居处、社会环境的变动，往往直接导致脏腑气血的异常变化，进而损及精神情志活动，发生身心疾病。治疗上需形神兼调，蕴含"生物－社会－心理"的医学模式思想。王老师常说：一方水土养一方人，不仅体现地域文化和生活习惯，作为医生，我们更关注居住地点、自然环境、饮食结构、社会风俗等对体质的影响。同时，也要重视不同地方的疾病谱（如地方病、高发病）与特殊人群。我国南方多湿热，北方多寒燥，东部沿海为海洋性气候，西部内地为大陆性气候，因此西北方人形体多壮实，腠理致密，东南方人体质多柔弱，腠理偏疏松，故施方用药有异。

（六）辨男女体质用方

一般来讲，男子属阳，以气为主，治疗上以补肾、疏肝为主，用药剂量一般较重且多峻猛，要慎用大辛大热之品，以免助阳生火。女子属阴，以血为主，治疗以疏肝健脾、调理气血为主，用药剂量多较轻，少用寒凉之物，注意大补阳气，以温阳益气摄血。在临证中，王老师除了对患者体质进行辨识外，也会关注同样体质的人由于性别特点造成的差异。

八、运用经方特点

王老师认为，"汤证一体"是经方核心思想。张仲景在方证之间建立了"证因方名，方因证立"的内在联系，如桂枝汤证、麻黄汤证、青龙汤证等，从而成为张仲景辨证论治的一个显著特点，所以，学习运用经方要特别领悟张仲景方是因"证"而设，而非因"经"而设，如柯韵伯说："仲景之方，因证而设……见此证便用此方，是仲景活法。"（《伤寒来苏集》）而现在有人认为经方之用，动辄桂枝汤治太阳病，小柴胡汤治少阳病，白虎汤治阳明病，皆刻舟求剑，去张仲景甚远。他在《伤寒论讲解》中指出，桂枝汤不是太阳专治方，柴胡汤不是少阳专用方，都是三阳三阴通用方，四逆汤三阴可用，三阳亦可用，大承气汤阳明可用，少阴亦可用，皆有是证则用是方。《伤寒论》研究大家吴考槃先生对此论深表赞同，他在《伤寒论讲解·吴序》中说："桂枝柴胡，承气四逆，三阳也好，三阴也好，对症就好，说尽原文未方之奥，揭橥仲景不宣之奥，庶伤寒微旨，了如指掌，此道真传，洞若观火。"

王老师善于根据方证病机活用经方。如根据芍药甘草汤原方酸甘化阴、缓急止痛的原理，用于治疗三叉神经痛。急性腹痛（胃肠痉挛）皆取效迅速，并运用于喘息不平而见舌光如镜者，药后数小时能喘息渐缓，近年又用于高泌乳素血症的治疗。甘麦大枣汤原治妇人脏躁，喜悲伤欲哭，如神灵所作。叶天士常用此方治神志病，屡效大症，如《古今医案》载叶天士治疗癫狂症，手足牵掣抽搐，如线提傀儡，卧则跳起如鱼跃，神志昏聩，语言谬妄，服此方10剂病减半，20剂病瘥。王老师根据组方原理，亦常用于治疗男子精神抑郁、失眠、焦虑诸症常获良效。麻杏石甘汤原治邪热壅肺、咳喘气粗，根据肺为水之上源，主通调水道之理，常用于治疗小便频数或遗尿，以取下病上治。甘草泻心汤原为和胃补虚，清热消痞，王老师常以此方治疗湿热内郁的复发性口疮。猪苓汤滋阴清热，淡渗利水，对于尿路结石、血尿亦用之恒效。乌梅丸寒温并用，安蛔止痛，用治久痢、慢性结肠炎，皆多历验不爽。王老师认为，张仲景之学，实实在在运用于临床，乃是根本；张仲景之方，若灵活应用于今病，乃见生命。张仲景方如何灵活运用，关系到学者自身的思维技巧。张仲景之方，一方可以治多病，而不是因经定方。经方应用，当以病机为核心，抓住病机，就可举一反三，触类旁通。

九、参合药理组方

王老师非常重视在遵循中医药理论的同时，汲取现代药理研究成果，拓展古代方药应用范围。如针对过敏性疾病及调整特禀体质拟定的过敏康方，现代药理研究显示方中灵芝具有显著的免疫调节作用，乌梅可减少实验动物的蛋白性休克的死亡数，对豚鼠的蛋白质过敏休克及组胺性休克有对抗作用。针对泌尿系感染拟定的五草汤，由车前草、鱼腥草、白花蛇舌草、益母草、茜草组成。中医治疗泌尿系感染，多从湿热下注论治。湿热虽除，但易反复。对此，王老师认为苦寒清热非其所宜，且久必留瘀，单以清热利湿，留瘀不散亦难痊愈。王老师主张清热而不过寒，化湿兼以活血。五草汤中车前草、鱼腥草清热利湿，药理研究证实，该药物具有利尿作用，对金黄色葡萄球菌、大肠杆菌等有抑制作用；白花蛇舌草清热解毒，通小便；益母草、茜草凉血祛瘀、利尿消肿。研究证实，五草汤可明显改善尿频、尿急、尿痛、面肢浮肿、腰酸痛等症状，临床免疫指标表明，该方可调节机体免疫功能，以增强机体抵抗力。

参合药理尚能拓展方用，如芍药甘草汤方出自《伤寒论》，药仅芍药、甘草两味。一酸收一甘缓，二者配合使用能起除血痹、缓挛急之功，为治筋脉挛急疼痛的有效方剂。王老师在男科临床中不仅应用本方治疗阳强阴茎胀痛、阴茎抽痛、睾丸痛、精索疼痛等男科痛证，而且参照现代药理研究结果所证实该方对横纹肌、平滑肌痉挛均有解痉的作用机理，因此，拓展用治慢性前列腺炎尿频尿急、习惯性便秘、支气管哮喘、高泌乳素血证等病症，收到明显效果。日本曾有学者研究"芍药甘草汤对高催乳素血症性无排卵大鼠的作用"，其研究结果证实：芍药甘草汤可能有拟多巴胺样作用，能有效降低泌乳素。其中，白芍能使泌乳素分泌正常化，甘草次之。全方及拆方的大抵疗效是芍药甘草汤＞白芍＞甘草。从而证明王老师用芍药甘草汤治疗高泌乳素血症的科学性。王老师也强调，参合药理创制新方是传统制方模式的补充和拓展，不能废弃中医药理论的指导。

第二节　用药思路

一、专药应用

专药，为治某病某症有特殊功效的药物。唐代许胤宗说："夫病之与药，有正相当者，惟须单用一味，直攻彼病，药力既纯，病即立愈。"（《旧唐书·卷九十一》）明代《景岳全书》亦指出："治病用药，本贵精专。"清代徐大椿《医学源流论·药性专长论》说："药之治病，有可解者，有不可解者……同一解毒也，而雄黄则解蛇虫之毒，甘草则解饮食之毒，已有不可尽解者。至如鳖甲之消痞块，使君子之杀蛔虫，赤小豆之消肤肿，薏仁生服不眠，熟服多眠，白鹤花之不腐肉而腐骨，则尤不可解者。此乃药性之专长……而不知常用药之中，亦各有专长之功。"

王老师在临床上也经常使用专药治疗特殊的病证。例如，他用苍术治疗痰湿夹瘀形成的"窠囊"，西医学中的多囊卵巢综合征、肺部结节等常具备"窠囊"的特征。《局方发挥》指出"痰夹瘀血，遂成窠囊"，喻嘉言《寓意草》云："窠囊之痰，如蜂子之穴于房中，如莲实之嵌于蓬内，生长则易，剥落则难。"再如，用荆芥治疗尿血、便血、血精、月经过多等。《本草纲目》言荆芥能"散风热，清头目，利咽喉……吐血，衄血，下血，血痢，崩中，痔漏"。王老师还用白头翁治崩漏，消瘿瘤，《神农本草经》言白头翁"主温疟，狂易，寒热，癥瘕积聚，瘿气，逐血止痛，疗金疮"。用紫菀通便、止血。用益母草治癮疹，利水。《神农本草经》言其"主癮疹痒"。可见，王老师用专药的经验，多来源于对本草古籍的广博阅读和熟知。他常告诉学生，学习中药的功效不要局限于中药学教材，要多读古籍，了解本草原本的用法。

二、药对精华

药对一般由两味药物组合而成，药少力专，一个药对既可单独成方，也可整合若干药对重组成方，总以适应病情、增效减毒为制方原则。王老师强调"药对"不是任意两种药物的机械拼凑，而是根据病情和药物的性能、功用，有针对性、有规律地进行组合，其配伍形式多样，或寒热互用，或补泻兼施，或散敛协同，或升降相须，或刚柔相济，或润燥制宜，或动静配合，从而达到相辅相成、相制相成、相反相成的配伍目的。

例如，黄芪配当归见于李东垣《内外伤辨惑论》当归补血汤。王老师常用此药对治静脉性阳痿、动静脉混合性阳痿患者，认为黄芪能大补肺脾之气，亦能补肝气，张锡纯治肝气虚弱不能条达皆重用之，合辛香温润活血养血之当归，能补肝气、调肝血，使阴茎动脉气壮血旺，阴茎静脉气固血摄；又如蜈蚣配刺蒺藜，《医学衷中参西录》谓蜈蚣"走窜之力最速，内而脏腑，外而经络，凡气血凝聚之处皆能开之"；《慎斋遗书》用单味刺蒺藜散治阳痿，《临证指南》用以开郁。王老师认为蜈蚣得刺蒺藜，能直入肝经，除辛温走窜兴奋性神经外，其活血通络之力更强，以改善阴茎供血。

再如麻黄配石菖蒲，《日华子本草》谓麻黄"通九窍，调血脉"，《神农本草经》言石菖蒲"通九窍"，《重庆堂随笔》言其"舒心气、畅心神、怡心情、益心志"。王老师治疗不射精、逆行射精，常用麻黄配石菖蒲，畅心神、通精窍。他如麦芽配淡豆豉、水蛭配地龙治疗精液不液化；王不留行配路路通治精闭；乌药配吴茱萸治疗睾丸、少腹冷痛；马齿苋配虎杖消前列腺肿痛，促进秽浊分泌物排出；乌药配黄柏治疗慢性前列腺炎见小腹、少腹、睾丸或阴部发凉和（或）坠胀；穿山甲配王不留行治不射精、逆行射精、慢性前列腺炎滴白；虎杖配牛膝治射精疼痛、慢性前列腺炎滴白、不射精等精窍不通利之病症；莪术配刘寄奴治前列腺增生症小便不畅；血竭粉配琥珀粉治疗尿血、血精、前列腺液镜检红细胞等；半夏配夏枯草、百合配苏叶、酸枣仁配甘松治失眠；葛根配羚羊角粉治疗高血压病阳痿、酒精性阳痿、各种药毒致痿，等等。

三、老药新用

中药新用，是指通过临床实践发现某种药物新的功效，使应用范围有新的拓展。事实上，每味中药的功效与主治范围都是经历代医家不断赋予新的认识得以拓展的。如川芎，汉代张仲景主要用于妇女月经不调，胎产诸疾等；晋代葛洪《肘后方》以川芎为主祛风止痛；南北朝时期，川芎已作为外科疮疡主要药物之一；唐代将川芎用于真中风、半身不遂的治疗；到宋代，川芎已成为治疗头痛的良药；明清年间《本草汇言》论川芎说："上行头目，下调经水，中开郁结，血中气药……"可见历代医家在临证实践中不断有新的发现。此外，张锡纯用山茱萸救脱，张赞臣用狗脊毛止血，郭长贵用白头翁治瘰疬，梅开丰用萱草治顽固性便秘等，均为在此之前无人用此功效，属中药新用。

王老师于临床中对某些药物功效亦有新的发展，如仙鹤草用于抗疲劳及治慢性腹泻等。威灵仙临床多用于祛风湿，其性善走，可以宣通五脏、十二经络，现代药理研究证实其有解痉作用，故用于胆绞痛、肾绞痛及前列腺增生之排尿困难，以缓解痉挛，疏通经络。麦芽，善消食健脾，回乳消胀，用其健脾以化精瘀，治男子精液不化有效，盖以精液不化源于酶的缺乏，乃责之脾的运作失常，使精液出现凝滞，治疗当以助脾运化，消积导滞，则浊滞可除。现代药理研究证明，麦芽富有多种酶类，如消化酶、纤维溶酶，具有健脾化痰之功，王老师在治疗高泌乳素血症时，亦常用此品。

四、调体用药

调体用药，是指通过用药物干预达到调整体质偏颇的目的，其理论基础是体质与方药的应对关系。因人有阴阳气血盛衰之不同，而形成不同体质差异，而方药有补泻及寒热温凉之性，能够纠正体质之偏。《灵枢·卫气失常》

说："必先别其三形，血之多少，气之清浊，而后调之，治无失常经。"徐大椿在《医学源流论》中指出"人体素质有异"，故"运者必细审"而后"轻重、缓急、大小、先后之法，因之而定"。重视药物与体质的关系，即要研究患者机体特征与药物之间的相互关系。如阴虚体质宜甘寒、咸寒、清润之剂，忌辛香温散；阳虚体质宜温补之剂，忌苦寒泻火；痰湿体质宜健脾化痰，忌阴柔滋腻等。再者，同样剂量的药物对不同个体往往具有不同疗效，机体对药物所做出的反应也有明显差异，这种人体与药物相互作用形成的生物现象，是因为个体对药物吸收、代谢、反应性存在差异，当是临床用药需要重视的问题。

第三节　核心方剂

王老师在数十年临证过程中创制了多首临床验方。其中，治疗男科疾病、代谢性疾病以及过敏性疾病的经验方有大量的临床数据验证。治疗男性不育少弱精子症的黄精赞育胶囊、治疗男性勃起功能障碍的疏肝益阳胶囊已经获批为国家三类新药。

一、疏肝益阳方

疏肝益阳方是王老师根据"阳痿从肝论治"理论而开发的中药制剂。他认为，现代男性随着生活节奏加快，学习、工作压力增大，竞争意识增强，诸如恼怒、忧思、郁愤、猜忌、失志等精神因素成为主要病因。情志因素往往影响肝主疏泄和主宗筋的功能，以致气血不畅，肝筋不利成为阳痿的病机要点。

（一）适应范围

阳痿不举，或举而不坚，性欲冷淡，情志抑郁或烦躁易怒，胸胁不舒，脉弦。

（二）组成用法

柴胡 12g，枳壳 10g，杭白芍 15～30g，白蒺藜 20g，合欢皮 20g，丁香 6g，蜈蚣 2 条，乳香 6g，九香虫 10g，炙甘草 6～10g。水煎服。

（三）功效

疏肝通络，调达宗筋。

（四）制方原理

《灵枢·经脉》曰："肝者，筋之合也；筋者，聚于阴器。"《广嗣纪要·协期》云："阳道昂奋而振者，肝气至也。"肝气行于宗筋，气行则血至，阴茎则勃起刚劲。王老师指出，治疗上要把握两点：一则疏肝气；二则行肝血。疏肝益阳方是在四逆散用以疏肝解郁的基础上加味而成。方中白蒺藜，《慎斋遗书》有单味刺蒺藜散治阳痿，《临证指南》用以开郁，与合欢皮相伍以增强疏达肝气之力。蜈蚣合乳香以活血通络。丁香醒神兴奋、助阳起痿，《本草求真》谓其"辛温纯阳，力直下达暖肾"；《医林改错》又云其"补肝，润命门"。九香虫既可理气解郁，又能兴阳起痿，《本草纲目》云其"补脾胃，壮元阳，治阴痿"。《摄生众妙方》治阳痿之乌龙丸更谓："理膈间滞气，助肝肾之亏损，妙在九香虫一物。"诸药相配，共奏疏肝通络、调达宗筋之效。

（五）加减运用

1. 辨病加减

动脉性阳痿，多由血脉瘀阻所致，可加桃仁、红花、牛膝等活血化瘀；静脉性阳痿，多由气不摄血所致，可合生黄芪、当归补气生血；高泌乳素血症阳痿者，应重用白芍、甘草；酒精性阳痿及抗高血压药物所致阳痿者，可加葛花或葛根、羚羊角粉解肝筋热毒；高胆固醇血症性阳痿者，酌加桃仁、红花、生山楂、生蒲黄等；抗精神病药所致阳痿者，改用柴胡加龙骨牡蛎汤加减。

2. 辨证加减

瘀血阻络者，加丹参、蜈蚣、水蛭、赤芍；痰瘀阻络者，加地龙、僵蚕；肝经湿热者，加龙胆草、泽泻、车前子、蛇床子；更年期阳痿属于肝气郁结者，改用柴胡加龙骨牡蛎汤加减。

（六）现代研究

1. 疏肝益阳胶囊治疗阳痿的临床研究

疏肝益阳方获得国家发明专利，又被开发为国家三类新药疏肝益阳胶囊。采用多中心、随机、对照试验，观察该方剂治疗勃起功能障碍的有效性、安全性及适应证。1997年、2005年先后发表《疏肝益阳胶囊治疗勃起功能障碍的临床研究》《疏肝益阳胶囊治疗勃起功能障碍多中心随机对照试验》。在严密研究设计的支持下，中药治疗勃起功能障碍的临床疗效、安全性和适应证得到了科学的评价。

2. 疏肝益阳胶囊治疗阳痿的实验研究

①与福建非人灵长类实验中心及上海医科大学生殖毒理研究室合作，通过锰染毒的方法成功建立恒河猴勃起功能障碍模型。1994年发表《合欢胶囊治疗恒河猴阴茎勃起功能障碍研究报告》，指出通过恒河猴勃起功能障碍（ED）模型，发现中药可显著加快动脉收缩期血流速度，减慢静脉回流速度。性行为实验观察发现：可改善射精功能，提高雄猴性欲及性交时的快感与性高潮。②疏肝益阳胶囊治疗阳痿的机制研究。2005年发表《疏肝益阳胶囊治疗勃起功能障碍的作用机理研究》，通过构建恒河猴勃起功能障碍模型，观察疏肝益阳胶囊对性行为、阴茎血流和阴茎肌电图的影响，发现疏肝益阳胶囊可显著改善勃起功能，并可同时改善性欲及射精功能、提高抗疲劳能力，其机理与提高雄激素、促肾上腺皮质激素水平和缩小阴茎静脉管腔直径及减慢阴茎静脉回流速度有关，对疏肝益阳胶囊的作用机制做了初步探讨。

2011年5月发表《疏肝益阳胶囊对动脉性勃起功能障碍大鼠一氧化氮合酶通路及5型磷酸二酯酶表达的影响》，发现疏肝益阳胶囊可显著升高双侧髂内动脉结扎法制造的动脉性勃起障碍大鼠阴茎海绵体组织 eNOS、cGMP 表达，抑制 PDE5 表达；在对 PDE5 作用方面与西地那非有相同的效果，这可能是其治疗动脉性 ED 的重要机制。2012年《A Chinese Herbal Formula，Shuganyiyang Capsule，Improves Erectile Function in Male Rats by Modulating Nos-CGMP Mediators》在 Urology 发表，首次向国际同行介绍中医药治疗勃起功能障碍的分子机制研究。2011年12月发表《疏肝益阳胶囊对动脉性勃起功能障碍大鼠 ET 和 CX43 表达的影响》，发现疏肝益阳胶囊可显著降低双侧髂内动脉结扎法制造的动脉性勃起障碍大鼠血浆 ET-1 含量和阴茎组织 ET 基因表达，并能显著增加阴茎组织 CX43 基因表达，这可能是其治疗血管性 ED 的机制之一。这些研究从分子水平对疏肝益阳胶囊的作用机制进行了探讨。

二、黄精赞育方

黄精赞育方（原名优生宝）系根据不育的"肾虚夹湿热瘀毒虫"病机理论研制而成。关于男性不育病机的认识，传统中医多责之肾虚，从补肾论治。王老师根据多年临床实践，提出"肾虚夹湿热瘀毒虫"病机说。其认为无论何种原因引起的不育，都会不同程度地损伤"肾藏精、主生殖"功能，故首以"肾虚"立论。临床所见不育症患者性激素测定多在正常范围，肾阳虚较少，所以肾虚以肾阴、肾精亏虚为主。"湿热"的形成，有因饮食肥甘辛辣或过量饮酒等不良生活习惯所致者，还包括性腺、附属性腺感染引起者。男性不育所见之"瘀"包括"精瘀"和"血瘀"。所谓"精瘀"，是因精液不液化所致的"精稠"或"精浊"；"血瘀"多见于精索静脉曲张及睾丸损伤。"毒"，指各种有害化学物质、放射性辐射、食棉籽油等因素对生殖器官、生精功能的损害。肾虚与湿热瘀毒构成男性不育病机四要素，但以肾虚夹湿热、血瘀为病机要点。

（一）适应范围

少精子症、弱精子症所致男性不育。

（二）组成用法

生地黄、熟地黄各 15～20g，山萸肉 15g，山药 15g，桑椹 30g，枸杞子 30g，紫河车 10g，淫羊藿 15g，巴戟天 20g，香附 10g，牡丹皮 10g，茯苓 10g，泽泻 10g。水煎服。

（三）功效

补肾填精，清热祛湿，活血化瘀。

（四）制方原理

针对肾虚夹湿热、血瘀的病机要点，并根据《内经》"阳化气，阴成形"的理论，王老师提出补肾填精兼清湿热、活血化瘀的制方思想。升精赞育汤乃移植六味地黄丸加味而成。方用生地黄、桑椹、枸杞子，合六味地黄丸中的"三补"（熟地黄、山萸肉、山药），增强滋阴补肾益精之力；紫河车补益肾气以生精；淫羊藿、巴戟天温阳化气以求精。从三方面补肾填精，寓含"阳化气，阴成形"之意。泽泻、茯苓渗泄湿热，牡丹皮合生地黄凉血化瘀。诸药配伍，共奏补肾填精、清热渗湿、活血化瘀之功。

（五）加减运用

1. 辨病加减

慢性前列腺炎及附睾炎引起精液异常者，加败酱草、土茯苓各 30g；精索静脉曲张者，加生黄芪 30g，当归 10g；支原体感染者，加百部、蛇床子各 15g；血清泌乳素增高者，加麦芽 50g，白芍 30g；抗精子抗体阳性者，加黄芪 30g，知母、女贞子各 15g。

2. 辨症加减

少精子症者，酌加菟丝子 15g，鱼鳔胶 20g，鹿茸 1g；精液不液化或液化不完全者，酌加麦芽 60g，川萆薢 30g，淡豆豉 10g，水蛭 10g；精子畸形率高者，酌加车前子 15g（包煎），千里光 15g，土茯苓 30g，金钱草 15g。

（六）现代研究

1. 黄精赞育胶囊临床及实验研究

黄精赞育方（优生宝）获得国家发明专利，又被开发为国家三类新药黄精赞育胶囊。1991 年，发表《中药提高人类精子质量的研究报告》，首次用电镜证实，中药能改变精子的发生和病理过程，提高精子的质量，对中药能改变、提高人类精子质量问题做了肯定的、科学的阐述。1993 年发表《优生宝治疗男性不育症 148 例的临床观察及实验研究》，证实优生宝作用快而稳定，生精效果显著，精子成活率高，恢复精子活动力确实，精子形态正常，畸形率低。电镜超微结构观察结果表明，优生宝能明显提高人类精子质量，对病理精子膜结构能进行改变，使精子发生过程的病理状态转变为常态。实验证明，优生宝能调节雄性动物整个机体内分泌生殖功能，达到生精目的。《黄精赞育胶囊治疗男性不育症：多中心随机对照试验》一文报道 1997 年 7 月至 1999 年 9 月，在严密研究设计的支持下，中药治疗少精症、弱精症的临床疗效、安全性和适应证得到了科学的评价。

2. 黄精赞育胶囊机制研究

1996 年，《优生宝补益肝肾治疗男性不育机理的实验研究》一文探讨了中药优生宝"补益肝肾，生精助育"的机理，实验证明优生宝能使未成熟大白鼠附性腺器官前列腺、贮精囊、提肛肌明显增重，能提高成熟大白鼠血清睾丸酮含量，并有雄性激素样作用。此外，优生宝还能拮抗棉酚，保护睾丸生精上皮细胞，从而升高精子数和增强精子活动力，有助育功效。急性毒性、长期毒性及生殖毒性试验证明本品长期服用安全。2005 年发表《黄精赞育胶囊优选方对弱精子症大鼠精子运动能力的影响》，报道了黄精赞育胶囊优选方具有提高精子密度、活力、成活率及运动速度的作用。2006 年发表《黄精赞育胶囊对弱精子症大鼠精子鞭毛超微结构的影响》，报道黄精赞育胶囊提高精子运动能力与其修复损伤的线粒体及外周致密纤维有关。2008 年发表《黄精赞育胶囊优选方处理前后精子的超微结构研究》，报道运用原子力显微镜（AFM）技术对比观察正常精子和病理性精子在黄精赞育胶囊优选方作用前后超微结构的动态变化，认为黄精赞育胶囊通过修复活动力低的精子超微结构的病理形态学缺陷可能是优选方改善弱精子质量的机制之一。这些研究证实，黄精赞育胶囊对精子超微结构的影响，其修复作用不仅局限于某一部位或某一区域，而是对精子细胞的整体修复。从而形成了在现代条件下对男性不育从病因病机 - 治则治法 - 药效药理 - 生殖毒理 - 临床循证 - 子代随访 - 疗效评价的系列研究。

三、益气轻健方

益气轻健方是王老师创制的痰湿体质调体方。痰湿体质以体型肥胖为主要特征，易发多种代谢性疾病。《丹溪心法》说："肥人气虚生寒，寒生湿，湿生痰……故肥人多寒湿。"《石室秘录》云："肥人多痰，乃气虚也，虚则气不能运化，故痰生之。"上述内容提示痰湿体质的形成源于气虚阳弱。痰湿体质形成后，气机不畅，最易夹食夹瘀。《杂病源流犀烛·六淫门·中风源流》谓："河间曰：人肥则腠理致密而多郁滞，气血难以通利，故多卒中也。"概言之，痰湿体质源于气虚阳弱，进而气滞、血瘀、食积兼夹为患。

（一）适应范围

肥胖及代谢综合征符合痰湿体质特征者。体型肥胖，腹部肥满松软，面部皮肤油脂较多，多汗且黏，胸闷痰多，面色黄胖而暗，眼胞微浮，容易困倦，口黏腻或甜，身重困倦，喜食肥甘，大便正常或不实，小便不多或微混，舌苔白腻，脉滑。查有血脂高、血压高、血糖高、血黏稠度高、皮下脂肪堆积等。

（二）组成用法

生黄芪 60g，肉桂 10g（后下），制苍术 30g，冬瓜皮 30g，干荷叶 30g（后下），茯苓 30g，泽泻 20g，生山楂 15g，昆布 30g，海藻 20g，姜黄 10g，生蒲黄 10g（布包）。水煎服。

（三）功效

益气温阳，化痰祛湿，消食祛瘀。

（四）制方原理

王老师针对痰湿体质源于气虚阳弱，进而气滞、血瘀、食积兼夹为患的病机要点，治以益气健脾、温肾助阳、化痰祛湿、消食祛瘀立法。方中生黄芪益气健脾，肉桂温肾助阳，制苍术燥湿运脾。《本草纲目》云："苍术，消痰水，解湿郁，治痰夹瘀血成囊；治湿痰留饮……"茯苓、泽泻、冬瓜皮、干荷叶渗湿泄浊；昆布、海藻化痰软坚；生山楂消食化积，合姜黄、生蒲黄活血祛瘀。诸药合用，既杜绝生痰之本源，又分消痰湿致他郁，标本兼顾，具有益气温阳、化痰祛湿、消食祛瘀之功。临证将其用于痰湿体质易患肥胖及代谢综合征者多有效验，这是"异病同治"的根本治法。

（五）加减运用

1. 辨病加减

血压偏高者，去肉桂，酌加槐角、竹茹、川牛膝、葛根、决明子等；血糖偏高者可去肉桂，加生地黄、黄连、乌梅等；血脂偏高者，去肉桂，加大黄、茜草、炙土鳖虫等；尿酸偏高者，可予土茯苓、萆薢、晚蚕沙。

2. 辨症加减

腹胀者，加炒莱菔子、鸡内金、砂仁；便秘者，酌加大黄、炒莱菔子、炒白芥子、苏子。

（六）现代研究

轻健胶囊是根据益气轻健方加工的胶囊制剂。将诸药依据功能、品质而提纯、浓缩、烘干、制粒，每粒重 0.5g，合生药 2.5g。经审定，产品工艺和质量均符合检验标准。阳性对照药及受试动物阳性对照药系月见草油胶丸，谷氨酸钠，受试动物为离乳后两月的 SD 种系大白鼠 120 只。雌雄各半，平均体重 110±10g。

参照谷氨酸钠致肥胖大鼠的方法，制作大鼠肥胖模型。模型制作成功后，随机分组：①模型高剂量组（MQi2）：2g/kg Qi 粉（相当成人量 20 倍）；②模型低剂量组（MQi1）：1g/kg Qi 粉（成人量的 10 倍）；③模型对照组（ME）：0.7g/kg，月见草油（成人量的 10 倍）；④模型空白组（M）：给等量蒸馏水，分别灌胃；⑤正常大鼠空白组（N）：Qi 粉均在温水（40～50℃）中定容，每只大鼠给 2mL。每日下午定时投药，连续 60 天，最后处死动物，观测对肥胖大鼠体重、脂肪组织、胆固醇、甘油三酯、血液流变学指标的影响。

实验结果发现：①轻健胶囊可降低体重、减少脂肪的蓄积。轻健胶囊使肥胖大鼠的体重增值明显减缓，与肥胖大鼠空白组有非常显著的差别（$P < 0.01$）。从实验结果看：模型大鼠体重的增减和生殖器周围脂肪重量的变化有着一致性，体重轻则脂肪含量少，反之体重加大而脂肪含量多（雌性 $r=0.65$，$P < 0.001$；雄性 $r=0.525$，$P < 0.05$），故知减肥的效应即是体重的减轻和体内脂肪蓄积量的减少。②轻健胶囊可促进脂质代谢、降低血脂、血液黏稠度。轻健胶囊对脂肪重量的减轻是通过抑制和降低脂肪细胞的体积完成的。脂肪细胞体积减少揭示了轻健胶囊促进脂肪细胞的代谢、降低脂肪细胞本身合成甘油三酯和吸入脂肪酸，加强甘油三酯的酶性水解和游离脂肪酸向血中释放或可提高脂肪细胞对激素和递质的敏感性，可以说是轻健胶囊减肥的主要机理所在。脂肪细胞和血液间的脂类交换和转移是肥胖者多有血中脂类升高的主要原因，可知血脂亦是反映肥胖者脂质代谢的指标。轻健胶囊在减少脂肪蓄积的同时还可降低血中 TC、TG 的水平（$P < 0.05$），临床用于痰湿体质单纯性肥胖的降脂和升高载脂蛋白 aPOA。血脂的高低直接影响着血液的黏稠，轻健胶囊降脂可减少血液黏稠度，血液流变性测定全血比黏度（低切）MQi 组低于 M 组（$P < 0.05$），并提高红细胞电泳时间，改善红细胞表面电荷极性，从而使邻近细胞产生斥力，维持细胞间的正常分散状态。临床血脂的高低、血黏度的大小与血管壁硬化程度呈平行关系，肥胖者血黏度较大。因此，降低血黏度在防治肥胖以及并发冠心病、脑血管病方面有很高的临床价值。③轻健胶囊可改变肥胖大鼠的行为特征。轻健胶囊药后使肥胖大鼠的行为特征发生改变，从原来懒于活动、常挤卧在一起，行为转变得行动机灵、眼目有神、常互相殴斗或撕咬。这似乎是脂肪蓄积减少，代之能量转换的结果。正如《诸病源候论》记载"气短好眠，此痰之候"，可见肥胖大鼠懒惰倦怠、眼神呆滞的行为有类痰湿体质的征象。从大鼠的饮食量看，各组间并无明显差异，亦表明本组用药减肥降脂，并非是抑制食欲、减少饮食而是加强脂肪代谢，消除体内多余脂肪的结果。

四、过敏康方

过敏康是王老师创制的过敏体质调体方。过敏体质是指在外界过敏原的诱发下，易发生过敏性疾病的体质类型。针对过敏这一类疾病，王老师运用过敏康调理体质作为基础方，再结合具体病证进行治疗。

（一）适应范围

过敏性疾病，包括过敏性鼻炎、花粉症、过敏性哮喘、荨麻疹、过敏性皮炎、过敏性紫癜、免疫学不育等。

（二）组成用法

黄芪 15g，牡丹皮 10g，乌梅 10g，黄芩 10g，百合 15g。水煎服。

（三）功效

脱敏调体。

（四）制方原理

方中黄芪益气扶正、调节机体免疫功能为君药。乌梅收敛精气，百合滋阴清热生津，二者配合为临床常用的"抗过敏汤"，主要成分具有清热退敏功效。牡丹皮可抑制免疫功能亢进，抑制抗体的产生，对抗变态反应性病变，减轻或消除免疫抑制所引起的副作用。同时，丹皮酚能明显对抗戊四氮、士的宁和电休克等所致的惊厥。黄芩能抑制组胺和 SRSA（过敏性慢反应物质）的游离量，黄芩中的黄酮苷有抗过敏作用，是肥大细胞巯基酶的抑制剂，可对抗组胺和血管紧张素的作用。黄芩能抑制抗原与 IgE 结合，减少抗原抗体反应。乌梅可减少实验动物的蛋白性休克的死亡数，对豚鼠的蛋白质过敏休克及组胺性休克有对抗作用。百合水提取液有抗过敏作用，可对抗组胺引起的蟾蜍哮喘。同时，黄芪、黄芩、牡丹皮、乌梅等尚具有抗菌作用。过敏康 II 号胶囊降低机体对精子抗原的免疫反应，抑制新的抗体产生，减少原来已经生成的抗体，使血清 AsAb 的水平下降，临床上可使 AsAb 阳性患者抗体转阴。

（五）加减运用

1. 辨病加减

过敏性鼻炎者加苍耳子散，过敏性哮喘者加麻杏石甘汤，过敏性荨麻疹者加消风散。

2. 辨证加减

兼有气虚，平素气短、恶风、易感冒者，加黄芪 20 ～ 30g，白术 15g，防风 10g。

3. 辨症加减

鼻塞重者，加白芷、薄荷各 10g 增强宣通鼻窍、疏风散邪的功效；鼻痒、眼痒者，加路路通、百部各 10g 以杀虫祛风止痒；大量清涕者加五苓散温阳化气、利水渗湿。兼有咳嗽者，加杏仁 10g，桔梗 10g，青黛 6g，百部 10g；兼有皮肤瘙痒者，加白鲜皮 15g，白蒺藜 10g，徐长卿 15g；兼有痰多色白者，加苏子 10g，莱菔子 10g，白芥子 6g；痰黄黏稠者，加黄芩 10g，浙贝 10g；咳喘剧烈，呼吸急促困难者，加射干 10g，地龙 10g；病久入络，舌下静脉怒张、口唇紫暗者，加当归 15g，桃仁 10g；呼多吸少、肾不纳气者，加沉香 3g；兼有口干口渴者，加麦冬 10g，玄参 10，生地黄 10g。

（六）现代研究

1. 过敏康对大鼠被动皮肤过敏反应的保护作用

大鼠被动皮肤过敏的选型：按体重随机分组。剪去背毛，在脊中线两侧分别以 1:20、1:40 血清皮内注射 50μL，形成丘疹。致敏后过敏康组每日灌服过敏康 1.6g/kg，连续 2 日，每日 2 次。于最后一次给药 4 小时后尾静脉注射 2mg OVA（溶于 0.5mL PBS 配制的 1% 伊文斯蓝溶液）。30 分钟后断头处死动物，剪取蓝色反应斑皮片，剪碎加入 7.3（V/V）丙酮－生理盐水 4mL 浸泡 12 小时，浸泡液过滤后用 UV-160A 分光光度计在波长 610nm 处测吸收度。阳性对照组给予伊文斯蓝前 30 分钟肌注 10mg/kg 盐酸异丙嗪。阴性对照组灌服相应体积的生理盐水，其余同给药组。实验结果显示，过敏康组及异丙嗪组 1:20、1:40 血清注射点的吸收度，均较阴性对照组显著降低（$P < 0.01$），表明过敏康对大鼠被动皮肤过敏引起的炎症渗出有显著的抑制作用。

2. 过敏康对 Balb/c 小鼠 IgE 抗体生成水平的调节作用

小鼠用药组灌服过敏康每只 0.02g，每日 1 次，对照组小鼠灌服相应体积的生理盐水，用法同前。30 天后，两组小鼠每只均腹腔注射 10μg OVA，4mg AH。免疫 30 天后，断头处死采血，分离血清。血清抗体（抗卵白蛋白 IgE）水平用被动皮肤过敏反应（PCA）检测。本实验结果显示 IgE 抗体反应强的 Balb/c 小鼠灌服过敏康 3 个月后再用抗原免疫，7 只中有 5 只 1:5 血清在 PCA 反应中无蓝色斑出现（对照组蓝斑均在 1.2cm 左右），其产生的 IgE 抗体水平显著低于对照组，说明过敏康降低了这一动物模型 IgE 高反应状态，从一个侧面揭示了过敏康具有改善过敏体质的功效。也就是说，过敏康能够预防过敏性疾病的发生。

（本章编者：姚海强　王济）

第四章　验案评析

第一节　循环系统疾病

一、冠心病

李某，男，59岁。2018年1月16日初诊。

主诉：发现冠心病、腔隙性脑梗死16天。

现病史：患者2017年12月29日因胸前区不适，做心脏冠脉CTA检查所见：冠状动脉呈右冠优势型，左主干（LM）及右支（RCA）起源及走行未见异常。左主干（LM）、左前降支（LAD）近中段见多发钙化斑块，管腔最狭窄约80%，对角支（DI）、钝缘支（OMI）近段钙化斑块。左旋支（LCX）短小。右支（RCA）多发钙化斑块，管腔轻度狭窄约20%。检查结论：冠状动脉硬化，多发斑块及管腔不同程度狭窄，其中LAD近段重度狭窄约80%。头颅CT提示腔隙性脑梗死。

刻下症：舌质胖大，舌质微暗。脉弦有力。

西医诊断：冠心病，腔隙性脑梗死。

中医诊断：胸痹（血瘀痰浊证；痰湿兼夹血瘀体质）。

治法：化痰祛湿，活血通络。

处方：丹参20g，檀香6g，砂仁6g（后下），苏木12g，党参15g，炙水蛭6g，炮甲粉3g，地龙10g，三七粉3g（冲服），昆布20g，赤芍10g，川芎20g，玫瑰花10g，藏红花3g（冲服），海藻15g，生山楂20g，熟大黄10g，14剂。水煎服，日一剂，早晚分服。

二诊（2018年3月6日）：药后头晕已好转，可步行半小时，胸闷得释。

处方：太子参15g，党参10g，丹参10g，檀香6g，炙水蛭3g，川芎10g，赤芍10g，郁金15g，桑叶12g，稽豆衣15g，玫瑰花10g，藏红花3g，生山楂20g，瓜蒌20g，薤白10g，橘皮10g，21剂。水煎服，日一剂，早晚分服。

三诊（2018 年 5 月 8 日）：上海某医院取消上支架建议，现在每天可行走 1.5 万步，出汗已少，现尚感下肢步履少力，咽稍哑，语久少力。舌微胖，舌下静脉微紫，脉涩不利。治予益气活血。

处方：生黄芪 30g，太子参 15g，党参 15g，丹参 20g，枳壳 15g，川芎 15g，羌活 6g，檀香 6g，赤芍 10g，炙水蛭 3g，郁金 15g，瓜蒌 20g，薤白 10g，玫瑰花 10g，生山楂 20g，30 剂。水煎服，日一剂，早晚分服。

四诊（2018 年 12 月 11 日）：现走 100 米无胸闷等不适感，心血管相关指标检查接近正常，原上海某医院主治医生主张支架方案，现指标已支持无须安支架治疗。本诊：额部及枕后时痛或微有眩晕。舌微胖，苔水滑，脉微弦而滑。继予前法，益气活水宣痹。

处方：生黄芪 50g，丹参 20g，松香 6g，砂仁 6g（后下），川芎 20g，瓜蒌 20g，薤白 15g，延胡索 15g，水蛭粉 5g，葛根 20g，生山楂 20g，藏红花 2g（自加），30 剂。水煎服，日一剂，早晚分服。

五诊（2019 年 5 月 28 日）：胸痛已除，前查有泥沙样胆结石，历时 8 年，反射至后背，日常以素食为主，食量稍多即胃脘不适，口苦，尿味浓烈减，去年不能超过 500 步，现可走 2 万步以上。舌微胖，苔薄黄，脉涩往来不利。

处方：生黄芪 30g，丹参 30g，川芎 15g，水蛭粉 3g，柴胡 12g，郁金 15g，鸡内金 10g，虎杖 15g，金钱草 60g，威灵仙 15g，21 剂。水煎服，日一剂，早晚分服。

六诊（2019 年 7 月 30 日）：心脏冠状 CTA 示管腔狭窄率 30%，能行走 1 万步，脑动脉硬化，颈后不舒。舌微胖，脉和。

处方：葛根 20g，丹参 20g，川芎 15g，水蛭粉 3g，威灵仙 15g，郁金 15g，金钱草 60g，鸡内金 10g，30 剂。水煎服，日一剂，早晚分服。

按：冠心病是冠状动脉粥样硬化性心脏病的简称，由于冠状动脉发生粥样硬化引起管腔狭窄或闭塞，导致心肌缺血缺氧或坏死而引起的心脏病。冠心病是动脉粥样硬化导致器官病变的最常见类型，严重危害人类健康。本病多发于 40 岁以上成人，男性发病早于女性，经济发达国家发病率较高；近年来发病呈年轻化趋势，已成为威胁人类健康的主要疾病之一。由于病理解剖和生理变化不同，冠心病有不同的临床表现，1979 年世界卫生组织曾将之分为五型：隐匿型或无症状性冠心病，心绞痛，心肌梗死，缺血性心脏病及猝死。本病发作轻者仅胸闷憋气、呼吸不畅、重者胸痛，严重者胸痛彻背、背痛彻心，手足发凉、汗出等，甚则发生猝死。

本病由于动脉粥样硬化所致，常见的危险因素包括年龄、性别、血脂异常、高血压、吸烟、糖尿病和糖耐量异常、肥胖及家族史。对于发病机制，当冠脉的供血与心肌的需血之间发生矛盾，冠脉血流量不能满足心肌代谢的需要，就可引起心肌缺血缺氧；暂时的缺血缺氧引起心绞痛，而持续严重的心肌缺血可引起心肌坏死即心肌梗死；许多情况下，心肌缺血甚至坏死是需氧量增加和供氧量减少两者共同作用的结果。

中医学将冠心病归属于"胸痹""胸痛""真心痛""真心病""厥心痛"等范畴。中医学认为本病因寒邪内侵、饮食失调、情志失节、劳倦内伤、年迈体虚，致血瘀痰阻，心脉不畅，心失所养，行血无力而发为本病。本病属本虚标实，故年长之人更易发病。

患者胸闷，冠脉堵塞，最狭窄处约80%，舌质胖大，舌质微暗，符合该病病因病机。年迈体虚，气虚行血无力，致血脉瘀阻，见胸闷，冠脉堵塞，舌暗；气机不畅，气滞津停而助生痰湿，见舌胖大。血瘀与痰湿相互作用，血瘀可影响气机的运行而致津液输布失常，加重痰浊；痰湿亦可影响气机的运行，而致血瘀加重。本案标为痰瘀阻滞，本在气虚体弱，治疗宜标本兼顾，采用化痰祛瘀、通脉止痛为主要治法。

方中以丹参、檀香、砂仁合丹参饮，加苏木、赤芍、川芎、玫瑰花、藏红花行活血行气止痛、调畅心脉之功；党参补益心气，气行则血行；炙水蛭、炮甲粉、地龙及三七粉加强逐瘀通络之效；昆布、海藻、生山楂化痰祛瘀。一诊诸症得缓，后续治疗以丹参饮合瓜蒌薤白白酒汤为主进行加减化裁，加橘皮、枳壳等，巩固化痰祛瘀、理气宽胸之疗效；太子参、黄芪益气健脾；桑叶、稽豆衣养血平肝。至四诊心血管相关指标检查接近正常，原上海某医院主治医生主张支架方案，现指标已支持无须安支架治疗。至五诊，胸痛已除，行走从500步增加至2万步以上。考虑泥沙样胆结石历时8年，日常食量稍多即胃脘不适，予以鸡内金、金钱草、郁金、虎杖、威灵仙消炎利胆，排石止痛。至六诊诸症得缓，心脏冠状CTA显示管腔狭窄率30%，考虑脑动脉硬化，颈后不舒，加用葛根，余同前。此类患者多为痰湿体质，兼夹不同程度瘀滞，治疗应兼顾体质、病证诸多方面。

二、高血压

段某，男，54岁。2019年2月26日初诊。

主诉：高血压4年。

现病史：患者2018年12月检查血压158/94mmHg，偶尔头闷，服用降压药物不规律，血压波动大，偶尔160/100mmHg。平素饮酒较多，平均每天饮用白酒 6 两，平素自觉乏力，不爱运动，饮食可，大便不成形，脉弦有力，舌淡红，苔薄白。

西医诊断：原发性高血压。

中医诊断：眩晕（气血上逆、水饮内停证；痰湿体质）。

治法：清肝降逆，活血利水。

处方：葛根 20g，槐角 20g，竹茹 15g，川牛膝 20g，茯苓 20g，泽泻 20g，豨莶草 20g，枳椇子 20g，羚羊角粉 0.3g（冲服），21 剂。水煎服，日一剂，早晚分服。

二诊（2019 年 4 月 11 日）：未服西药降压药，仅服用 2 月 26 日方，血压 130～140/80～90mmHg，大便已成形。半月饮酒两次，会影响血压。查有大肠腺瘤息肉 0.2cm；大肠管状腺瘤直径 0.3cm；大肠腺瘤并切除术（2019 年 3 月 1 日）。胃镜：反流性食道炎。舌暗，脉弦滑。

处方：葛根 30g，枳椇子 30g，槐角 20g，竹茹 15g，川牛膝 20g，代赭石 30g，豨莶草 20g，瓦楞子 20g，生薏苡仁 20g，30 剂。水煎服，日一剂，早晚分服。

按：高血压是以体循环动脉压升高为主要临床表现的心血管综合征，可分为原发性高血压和继发性高血压。原发性高血压又称高血压病，是心脑血管疾病最重要的危险因素，常与其他心血管危险因素共存，可损伤重要脏器，如心、脑、肾的结构与功能，最终导致这些器官的功能衰竭。具体定义：在未使用降压药物的情况下，非同日 3 次测量血压，收缩压 ≥ 140mmHg 和（或）舒张压 ≥ 90mmHg。收缩压 ≥ 140mmHg 且舒张压 < 90mmHg 为单纯性收缩期高血压。患者既往有高血压病史，目前正在使用降压药物，血压虽然低于 140/90mmHg，也诊断为高血压。

原发性高血压的病因为多因素，尤其是遗传（家族聚集性）、环境因素（饮食、精神应激、吸烟）交互作用的结果，但是遗传和环境因素具体通过何种途径升高血压尚不明确。高钠、低钾膳食是我国大多数高血压患者发病的主要危险因素之一。首先，基础和临床研究表明，高血压不是一种同质性疾病，不同个体间病因和发病机制不尽相同；其次，高血压病程较长，进展一般缓慢，不同阶段始动、维持和加速机制不同，各种发病机制间也存在交互作用。因此，高血压是多因素、多环节、多阶段和个体差异性较大的疾病。高血压发病机制主要包括神经机制、肾脏机制、激素机制、血管机制、胰岛素抵抗等。

中医学无原发性高血压病名，高血压病以眩晕、头痛为主症，故中医学将其归属于"眩晕""头痛"等范畴。《素问·至真要大论》有"诸风掉眩，皆属于肝"的记载，因此中医学认为因肝肾阴虚，阴不制阳，导致肝阳上亢，肝气上逆，血随气逆上扰清窍而发为本病。高血压病是心脑血管常见病，可因静脉回流不畅而见水肿，因脑血管意外而见脑出血，也佐证了气血逆乱、上扰清窍的病机理论。

患者平素饮酒较多，不爱运动，服用降压药不规律，血压控制不稳，头闷，大便不成形，脉弦有力，符合该病病因病机。由于气血的相互关系，气能行血，肝气上逆，血也随之上逆，气血并走于上，上扰清窍，则发为头闷。气血失调可进一步影响水液的运行，且患者平素好饮酒，且运动缺乏，致水饮内停，可见大便不成形。本案为本虚标实，本在肝肾阴虚，治宜标本兼顾，采用平肝降逆、利水活血为主要治法。

方中首先遵循气血水理论，同时参考药理学研究成果，以葛根、槐角、枳椇子、豨莶草、羚羊角粉等清肝泻火，镇逆降压；肝阳偏亢，易于化火生风，以竹茹泄热凉血；茯苓、泽泻活血利水。二诊在前方血压控制平稳、诸症改善的基础上，加用川牛膝以引气血下行，活血利水；辅以代赭石镇逆降压，瓦楞子、生薏苡仁制酸益胃。临床上如见到收缩压不高或略高，但舒张压偏高的高血压患者，按气血逆乱论治较难获效，因其主要病机为气虚血瘀水停，治当以益气活血利水为法，可改用补阳还五汤与当归芍药散化裁组方治疗。

目前高血压病的发病原因尚不明确，与活动较少、体型肥胖、吸烟嗜酒、高盐摄取、偏食膏粱厚味、高脂血症及家族史等有关。而上述原因多与痰湿或湿热体质相关，故从辨体论治入手则能从根本上有效控制高血压的发生或加重，所谓"治病求本"之意。

三、心律失常（房室传导阻滞）

韦某，女，17岁。2017年8月9日初诊。

主诉：活动后易疲倦3个月。

现病史：患者晨起伴有心慌，于2017年7月11日入院治疗，被诊断为"心肌炎后遗症，Ⅰ度伴Ⅱ度房室传导阻滞"，7月30日出院。疲劳，行走10分钟路程即觉疲惫，需坐轮椅替代，偶有头晕眼花。苔灰，脉律不齐。

西医诊断：心律失常，Ⅰ度伴Ⅱ度房室传导阻滞。

中医诊断：心悸（气阴亏虚、心脉瘀阻证；气虚体质）。

治法：益气定悸，养阴通脉。

处方：太子参15g，党参10g，麦冬10g，五味子10g，仙鹤草30g，刺五加15g，丹参12g，14剂。水煎服，日一剂，早晚分服。

二诊（2017年9月6日）：可自行活动，可行走20分钟，日常生活可自理，但爬楼仍感少力。心电图显示房室传导阻滞正常。

处方：上方去党参，加石斛10g，黄精10g，玉竹10g，山药30g，砂仁3g（后下），麦芽10g，白术10g，茯苓10g，炙甘草6g，五爪毛桃15g，30剂。水煎服，日一剂，早晚分服。

三诊（2017年10月19日）：疲劳感减轻，久坐久卧站起后眼前发黑，比以往次数增多，面部皮肤在换季时易过敏、长痘，每日睡眠8小时，常年眼圈发黑，无心悸、胸闷，舌淡苔白腻，脉滑，寸上溢。

处方1：太子参15g，麦冬10g，五味子10g，黄精10g，玄参15g，丹参10g，南沙参10g，北沙参10g，党参12g，仙鹤草30g，山药30g，刺五加15g，橘皮6g，15剂。水煎服。

处方2：炙甘草10g，桂枝10g，生姜10g，生地黄20g，火麻仁9g，大枣10g，阿胶10g（烊化），陈皮6g，15剂。水煎服，隔日交替一剂。

四诊（2017年11月29日）：头晕眼花近期未有发作，心律失常改善。近月来可以步行1小时以上。语言少力，语声低怯。舌微胖，脉律尚齐。

处方：炙甘草10g，生姜10g，桂枝10g，麦冬10g，生地黄10g，火麻仁9g，红枣10g，阿胶10g，陈皮6g，甘松10g，太子参15g，五味子10g，仙鹤草15g，刺五加12g，丹参10g，檀香3g，砂仁3g（后下），川芎6g，30剂。水煎服，日一剂，早晚分服。

五诊（2018年1月25日）：自2017年7月因房室传导阻滞就诊，用药以来，共做两次心电图，未见房室传导阻滞，现在可以上学（高三）3个月。动态心电图（2017年12月30日）示窦性心律，未见心律失常及ST-T异常。总胆红素27.09μmol/L（0～20.00μmol/L），间接胆红素22.58μmol/L（0～17μmol/L）。

处方：太子参20g，麦冬10g，五味子10g，丹参10g，三七1.5g（冲服），茵陈10g，郁金10g，柴胡10g，田基黄20g，垂盆草20g，虎杖10g，30剂。水煎服，日一剂，早晚分服。

按：心律失常指心律起源部位、心搏频率与节律以及冲动传导等任一项异常。房室传导阻滞是指在房室交界区脱离了生理不应期后，心房冲动传导延迟或不能传导至心室。Ⅰ度房室传导阻滞通常无症状；Ⅱ度可引起心搏脱漏，可有心悸症状；Ⅲ度的症状取决于心室率快慢与伴随病变，包括疲倦、乏力、头晕、晕厥、心绞痛等。

部分健康的成年人、儿童及运动员可发生Ⅰ度或Ⅱ度Ⅰ型房室传导阻滞，可能与静息时迷走神经张力增高有关。其他导致房室传导阻滞的病变有冠心病、急性心肌梗死、冠状动脉痉挛、心肌炎、心内膜炎、多发性肌炎、心肌病、急性风湿热、主动脉瓣狭窄伴钙化、心脏肿瘤（特别是心包间皮瘤）、先天性心血管病、原发性高血压、心脏手术损伤；也可见于电解质紊乱（如高钾血症）、药物中毒（如洋地黄）、黏液性水肿及心脏浸润性病变（如淀粉样变、结节病或硬皮病）等。老年持续性房室传导阻滞以原因不明的传导系统退行性变多见，如 Lev 病（心脏纤维支架的钙化与硬化）。心律失常发生的机制一般包括冲动形成异常和（或）冲动传导异常：冲动形成异常包括自律性异常和触发活动；冲动传导异常包括折返激动、传导阻滞和异常传导等。

中医学并无心律失常的病名，将其归属于"心悸""怔忡"等范畴。中医学认为心悸的病位在心，心主血脉，心律、脉率依赖心主血脉功能的正常。体虚久病、饮食劳倦、七情所伤、感受外邪及药物等皆可导致心之气血阴阳失调，使心主血脉之功能失常，从而引发心悸。病毒性心肌炎所致之心悸，多由邪毒侵犯心脉，常呈气阴两虚、心脉瘀阻之证。

患者既往患有心肌炎，心悸为其后遗症，晨起心慌，活动后易疲倦，甚者需坐轮椅替代，苔灰，脉律不齐，符合该病病因病机。邪毒侵犯，内舍于心，灼伤营阴，痹阻心脉，心之气血运行受阻，致心失所养而发为心悸，活动后疲倦，苔灰，脉律不齐。患者素体虚弱，久病失养，致气阴不足，心脉痹阻，治疗宜益气定悸，养阴通脉。

方中以太子参、党参、麦冬、五味子补心气、养心阴；仙鹤草补益心脾之气而不碍胃；刺五加、丹参化瘀通脉。诸药合用，共奏养阴益气、化瘀通脉之功。

二诊诸症缓解，可自行活动，可行走 20 分钟，日常生活可自理，心电图显示房室传导阻滞正常，继前方基础上，增加石斛、黄精、砂仁、麦芽、白术等药，加强养阴生津，健脾益气。三诊病去大半，考虑患者既往体弱，予前方与炙甘草汤交替服用，加强益气滋阴、通阳复脉之功。至四诊、五诊，患者诸症消除，两次心电图显示未见房室传导阻滞，动态心电图（2017 年 12 月 30 日）显示窦性心律，未见心律失常及 ST-T 异常。近月来可以步行 1 小时以上，已可以正常上学；考虑患者间接胆红素异常，在养阴益气、活血通脉基础上，加茵陈、郁金、柴胡、田基黄、垂盆草、虎杖，行解毒保肝之功效。此案患者平素体弱，考虑为气虚体质，兼夹不同程度瘀滞，治疗应兼顾体质与病证，全面考量。

（本节编者：侯淑涓　马晗）

第二节 消化系统疾病

一、溃疡性结肠炎

病案：溃疡性结肠炎（大肠湿热，寒热错杂证）

刘某，女，52岁。2018年6月27日初诊。

主诉：腹痛、腹泻16年。

现病史：患者腹痛、腹泻16年，发作性腹部绞痛后腹泻，黏液样便，偶有羊粪样便，日4～6次。自诉腹泻前头面烘热，偶有汗出。吃辣、冷、葱、姜等刺激性食物后，腹泻症状加重，眠差，每日可睡2～4小时。2018年6月4日行直肠息肉钳除术后症状未减。大便黏滞，腹痛，大便每日3～6次，黏液便，肠镜见充血、溃疡、水肿糜烂、溃疡肿物。脉沉细弦，苔薄白。

西医诊断：溃疡性结肠炎。

中医诊断：泄泻（大肠湿热，寒热错杂证；湿热体质）。

治法：消痈止痛，清利湿热。

处方：乌梅15g，黄连10g，败酱草20g，淡附片10g，金银花20g，甘草10g，红藤20g，薤白15g，防风15g，白芍10g，徐长卿15g，21剂。水煎服，日一剂，早晚分服。

二诊（2018年8月8日）：腹痛腹泻症状减轻，腹痛较前减轻50%，黏液较前减少40%。

处方：乌梅15g，黄连10g，败酱草20g，附子10g，金银花30g，红藤20g，薤白15g，白头翁10g，30剂。水煎服，日一剂，早晚分服。

三诊（2018年10月18日）：自诉服药后至今，腹泻仅4次，腹痛腹泻大减，可以忍受。

处方：上方加生薏苡仁20g，白花蛇舌草30g，神曲10g，30剂。水煎服，日一剂，早晚分服。

四诊（2018年12月5日）：胃镜示大肠黏膜慢性炎伴部分腺体瘤性增生（2018年6月1日）；所见结肠黏膜未见明显异常（2018年11月9日）。现无腹泻、腹痛。刻诊：难以入睡，睡眠浅易醒，每晚仅能睡3小时左右，脉弦细，苔薄白，拟方仍宗前意，从"内痈"论治，用薏苡附子败酱散加味，并合交合营卫法。

处方：生薏苡仁20g，淡附片10g，败酱草20g，红藤20g，夏枯草20g，法半夏10g，苏叶10g，百合20g，30剂。水煎服，日一剂，早晚分服。

五诊（2019 年 1 月 9 日）：睡眠改善其半，腹泻控制，大便无黏滞，时有腹痛，脉细沉而弦，苔薄白。

处方：乌梅 15g，黄连 10g，木香 10g，白芍 10g，败酱草 20g，红藤 20g，夏枯草 15g，苏叶 15g，百合 30g，法半夏 10g，30 剂。水煎服，日一剂，早晚分服。

六诊（2019 年 2 月 27 日）：腹痛，大便每日 1 次，无脓血便，苔中薄黄，脉微弦。

处方：上方去防风、白芍、徐长卿，加薏苡仁 20g。

乌梅 15g，黄连 10g，败酱草 20g，淡附片 10g，金银花 20g，甘草 10g，红藤 20g，薤白 15g，生薏苡仁 20g，30 剂。水煎服，日一剂，早晚分服。

七诊（2019 年 4 月 3 日）：溃疡性结肠炎已控制。刻下症见大便日解 1 次，成形，大便多黏腻，右侧时有隐痛。睡眠 4～5 小时，脉细弦，苔薄白。

处方：夏枯草 20g，法半夏 12g，苏叶 15g，百合 30g，延胡索 10g，苦参 10g，红藤 20g，败酱草 30g，30 剂。水煎服，日一剂，早晚分服。

八诊（2019 年 5 月 29 日）：腹痛，大便每日 2 次，黏液量多，睡眠较前增加 2 小时，现可入睡 6～7 小时，苔根黄，脉弦细。

处方：黄芪 15g，乌梅 15g，黄连 10g，败酱草 20g，淡附片 10g，金银花 30g，甘草 6g，红藤 20g，防风 15g，30 剂。水煎服，日一剂，早晚分服。

九诊（2019 年 7 月 10 日）：腹痛，疼痛呈游走性，大便每日 1～2 次，睡眠尚可，右下肢湿疹，腘窝处皮损瘙痒。

处方：生黄芪 20g，乌梅 20g，黄连 10g，金银花 20g，红藤 20g，马齿苋 20g，红花 10g，薤白 12g，30 剂。水煎服，日一剂，早晚分服。

十诊（2019 年 9 月 12 日）：腹痛十减其七，黏液便一月中有五六次，大便每日一次，偶有一日两行，口中有咸味。脉沉细。

处方：生黄芪 20g，法半夏 12g，陈皮 10g，神曲 15g，金银花 20g，红藤 20g，黄连 10g，败酱草 20g，生薏苡仁 20g，淡附片 10g，仙鹤草 30g，桔梗 10g，21 剂。水煎服，日一剂，早晚分服。

按：溃疡性结肠炎是一种原因不明的慢性结肠炎。其病变主要限于结肠黏膜，且以溃疡为主，多累及直肠和远端结肠，但可向近端扩展，乃至遍及整个结肠。本病病程较长，病情轻重不等或时轻时重，多有反复发作趋势。本病是一种病因不明的直肠和结肠炎性疾病。目前认为本病的发病主要由于免疫机制异常，涉及体液与细胞免疫反应，并和遗传因素有关。感染、精神因素在本病发病中的地位尚难肯定。本病主要表现为腹痛、腹泻、便血、里急后重，在中医学中归属于"下利""久泻""便血""肠澼"等范畴，其主要病机为大肠湿热，蕴久肉腐。

本案溃疡性结肠炎患者以"腹痛、腹泻16年"为主诉就诊，症见发作性腹部绞痛后腹泻，黏液样便，日4～6行，且腹泻前头面烘热，进食生冷辛辣则腹泻加重，辨为大肠湿热、寒热错杂，本证本虚标实，故而治疗当寒温并进、敛散并用、祛腐生肌，主方以乌梅丸加减。

王老师治疗本案从"内痈"论治，以乌梅丸、薏苡附子败酱散合方，另加金银花、红藤等清热解毒之品。方中又加入薤白通肺气、利肠胃，以治泄利下重；以防风、白芍取痛泻要方之义，防风祛风胜湿止泻，白芍柔肝缓急止痛；徐长卿入肝、胃二经，功擅通络止痛。二诊时已获显效，腹痛腹泻症状减轻，腹痛减轻50%，黏液减轻40%，继以原法再进，腹痛、腹泻、黏液脓血便均显著改善，至四诊时腹痛、腹泻已得以控制。后因失眠继续求诊，治以调和营卫，在乌梅丸基础上拟合用高枕无忧汤化裁，最终腹痛腹泻得以控制，失眠也得以改善。然因溃疡性结肠炎为临床难治疾病，且本案患者已有16年病史，病情顽固，故需经历较长时间治疗，最终得以治愈。

二、慢性肠炎

病案：慢性肠炎（湿浊内盛证）

李某，男，27岁。2018年11月27日初诊。

主诉：自诉肠胃不适6个月。

现病史：患者自诉半年前肠胃不适，伴有腹泻，一天一次，平素怕冷，忌食生冷食物，饮食正常，睡眠正常。于2018年6月2日在体检中心体检，示幽门螺杆菌检测阳性，尿酸偏高（567μmol/L）。舌淡红，苔薄滑，脉滑。

西医诊断：慢性肠炎。

中医诊断：泄泻（湿浊内盛证；痰湿兼夹阳虚体质）。

治法：渗湿泄浊，健脾止泻。

处方：萆薢20g，生薏苡仁20g，猪苓10g，泽泻15g，茵陈10g，晚蚕沙15g（包煎），车前子10g，制苍术15g，紫草10g，神曲15g，21剂。水煎服，日一剂，早晚分服。

二诊（2019年1月15日）：尿酸降至482μmol/L，腹泻减轻，大便已成形。苔薄黄，边淡红，脉微滑。

处方：上方加蒲公英20g，川牛膝15g，防风15g，30剂。水煎服，日一剂，早晚分服。

三诊（2019年9月5日）：尿酸已降至462μmol/L，仍有两膝关节酸痛，雨季加重。脉滑，苔薄滑。

处方：萆薢20g，土茯苓30g，生薏苡仁20g，车前子10g（包煎），泽泻15g，制苍术20g，黄柏10g，百合30g，晚蚕沙15g（包煎），刀豆子20g，30剂。水煎服，日一剂，早晚分服。

按：慢性肠炎是指肠道所有的慢性炎症性疾病，由微生物感染、过敏、变态反应、自身免疫等原因所致，主要临床表现有腹泻、腹痛等，可伴有恶心、呕吐，严重者则出现黏液脓血便或水样便，西医治疗以止泻、解痉、抗感染等为主。而中医学认为本病多属"泄泻"范畴，基本病机为脾虚湿盛，脾失健运，水湿不化，肠道清浊不分，传化失司而致泄泻。

本案患者湿浊内盛，困阻中焦，脾失健运，故而表现为肠胃不适，症见腹泻。且患者尿酸偏高（567μmol/L），也为水湿内蕴之证，湿邪浸淫肌肉关节，则发为痹证，故而两膝酸痛，且雨季加重。苔薄滑、脉滑皆为水湿内盛征象，故而本案治疗当渗湿泄浊，健脾止泻。

王老师从湿浊内盛论治，治以茵陈五苓散合萆薢渗湿汤方义化裁。方中萆薢分利下焦湿浊，兼祛风湿，在渗湿止泻同时兼顾两膝酸痛；薏苡仁健脾利湿，因脾虚则湿至，湿郁则致脾失健运，合萆薢使脾健湿去，治其本而清化源，且薏苡仁也善治湿痹，契合病机，用药丝丝入扣；猪苓、泽泻、车前子等淡渗之品可加强利水渗湿，使壅结停聚之湿浊从小便而走，为邪寻以出路；茵陈清利湿热，苍术燥湿健脾，二药合用，使湿去而热清。二诊尿酸明显降低，便质亦有所改善，继予上方巩固。方中又加蒲公英以清湿郁化热，防风祛风胜湿，牛膝祛风湿、补肝肾，增强清热祛湿之力。至三诊时尿酸已显著下降，因患者仍有膝关节酸痛，雨季加重，可知仍有湿邪未尽，故合用四妙散清热利湿以巩固疗效。

（本节编者：姚海强　马晗）

第三节　内分泌及代谢疾病

一、单纯性肥胖

病案1：单纯性肥胖（痰热内蕴证）

马某，女，27岁。2019年1月22日初诊。

主诉：肥胖10余年。

现病史：10 年前开始发胖，自觉饮食量多导致。高中时体重 60～65kg，现在 95kg，腰围 110cm，食量与其他人比正常，食后 2 小时易饥饿，大便正常。痛经 10 余年，吃冷物或吹冷风出现小腹痛，伴腹泻。经期第 1 天痛，持续 3～4 小时，经期 4 天，经色、经量正常，但有少量血块。月经来潮前 1 周出现痤疮，经来缓解。饮食习惯：爱吃甜食，喜凉。半年来睡前自觉手脚心热，"身热想贴墙"，睡眠不实，多梦，早起自觉较困，母亲诉患者睡着时有轻微鼾声。

西医诊断：单纯性肥胖。

中医诊断：肥胖病（痰热内蕴证；痰湿兼湿热体质）。

治法：清热化痰祛湿。

处方：陈皮 20g，肉桂 15g，茵陈 10g，茯苓 20g，泽泻 20g，绞股蓝 20g，生蒲黄 10g，荷叶 30g（后下），制苍术 20g，积雪草 20g，30 剂。水煎服，日一剂，早晚分服。

二诊（2019 年 3 月 12 日）：1 月 22 日因肥胖就诊，舌体胖，苔根腻，脉滑。体重现 91.5kg，腰围 99.5cm。假性黑棘皮病。拟方健脾利湿，温化健运。

处方：制苍术 10g，制白术 10g，茵陈 20g，茯苓 15g，泽泻 15g，肉桂 20g，陈皮 20g，白蔻仁 6g，荷叶 30g（后下），姜黄 15g，生山楂 20g，30 剂。水煎服，日一剂，早晚分服。

按：肥胖症是一种由多种因素引起的慢性代谢性疾病，以体内脂肪细胞的体积和细胞数增加致体脂占体重的百分比异常增高并在局部过多沉积脂肪为特点。超过 99% 的肥胖者是单纯性肥胖，单纯性肥胖症是指排除了因疾病所致的肥胖症，这种肥胖症因摄取的能量太多，与其他疾病所致的肥胖症不同。

中医对肥胖病的记载最早见于《内经》，如《素问·通评虚实论》有"肥贵人"的描述。肥胖多因年老体弱、过食肥甘、缺乏运动、情志所伤、先天禀赋等导致湿浊痰瘀内聚，留着不行，形成肥胖。如《素问·奇病论》记载"数食甘美而多肥"。本病病位主要在脾与肌肉，与肾虚关系密切，亦与心肺的功能失调及肝失疏泄有关。其基本病机是胃强脾弱，酿生痰湿，导致气郁、血瘀、内热壅塞。阳明阳盛，胃强者易于化热，胃热消灼，使水谷腐熟过旺。脾为太阴之土，喜燥恶润，易受湿阻，乃生痰之源。胃纳太过，壅滞脾土，一则酿生湿热，进而化生痰湿；二则损伤脾阳，脾失运化而生痰湿。痰湿阻碍气机而致气郁。痰湿、气郁均可壅郁生热。痰阻、气郁、内热可形成瘀血。《灵枢·卫气失常》根据人皮肉气血的多少对肥胖进行分类，分为"有肥、有膏、有肉"三种类型。王老师通过大样本流行病学调查研究将肥胖分为三型：气虚型、痰湿型和痰湿夹瘀型。

肥者令人内热，甘者令人中满。数食甘美膏粱厚味，必导致脾胃受损，脾传输五谷之气能力下降，津液膏浊停滞在脾，聚而化痰化湿，痰湿郁蕴化热，痰湿蕴热日久则伤阴。本病患者爱吃甜食，长此以往使脾胃受损，故而痰湿内生发胖。痰湿蕴热生出痤疮，热久伤阴故而出现五心烦热。判断本患者属于痰湿蕴热，兼有痰湿质和湿热质两种体质特征，故调体之关键当以清热、涤痰、除湿为重。

药用肉桂补命门心包之火，开胃化痰，健脾祛湿，"使根本渐充，则痰将不治而自去矣"；陈皮、茯苓、泽泻、制苍术共奏理气化痰、健脾益气、淡渗利湿之功；茵陈、绞股蓝、积雪草用以清湿热；荷叶、生蒲黄降脂消瘀。化痰祛湿、降脂消瘀的同时配合健脾益气、补益肝肾、温阳化饮之品以扶正，内外统筹，标本分消。

假性黑棘皮病也叫肥胖型黑棘皮症，是一种以对称性分布的色素沉着、乳头瘤状角化过度呈天鹅绒样外观为特征的良性皮肤病，一般不影响健康。本病好发于皮肤褶皱部位，尤其是腋窝、颈部、腹股沟、乳房下等处，经治疗后，皮损大多可以消退。过度肥胖者、胰岛素抵抗者是该病的好发人群。在中医学中并无假性黑棘皮病的病名，但根据其发病特点、疾病预后和转归，可对应于中医学文献中的黧黑斑。对于良性黑棘皮病的治疗目前尚无公认有效的特异性手段，中医治疗经验亦少。本病由体内湿热壅滞所致，治以清利湿热。

《外科正宗·女人面生黧黑斑》中记载："黧黑斑者，水亏不能制火，血弱不能华肉，以致火燥结成黑斑，色枯不泽。"二诊时患者体重及腰围有一定程度的下降，湿热之症减轻，故去绞股蓝、生蒲黄、积雪草等清利湿热之品，加入制白术以增强健脾益气、燥湿利水之功，配以行气消食宽中的白蔻仁和生山楂，而姜黄用以破血行气、通经止痛。诸药合用，以泄热导滞、祛瘀消脂。

病案2：单纯性肥胖（脾虚痰蕴证）

于某，女，32岁。2019年5月29日初诊。

主诉：肥胖20年，荨麻疹18年。

现病史：患者自诉自幼偏胖，现身高161cm，体重95kg，曾尝试节食、运动减肥，体重曾减至65kg后又反弹，自觉胃脘饱胀，鲜有饥饿感，食少，大便黏，有排不净感，每天一次，疲乏易倦，自觉劳累，怕热，易汗出，仅局限于咽部以上，头面部严重，头面部易出油，头汗多。脉滑，苔边水滑。

月经正常，11岁初潮，5～7天/28天，末次月经2019年5月4日，量、色均无异常。

西医诊断：单纯性肥胖。

中医诊断：肥胖病（脾虚痰蕴证；痰湿兼夹过敏体质）。

治法：益气健脾，化痰祛湿。

处方：肉桂15g，陈皮20g，荷叶30g（后下），制苍术20g，茯苓20g，泽泻20g，神曲20g，姜黄10g，益母草15g，30剂。水煎服，日一剂，早晚分服。

二诊（2019年7月17日）：服5月29日方，体重减轻5kg，腰围减少3cm。

处方：上方加昆布15g，海藻15g，决明子20g，30剂。水煎服，日2次。

肉桂15g，陈皮20g，荷叶30g（后下），制苍术20g，茯苓20g，泽泻20g，神曲20g，姜黄10g，益母草15g，昆布15g，海藻15g，决明子20g，30剂。水煎服，日一剂，早晚分服。

三诊（2019年9月5日）：汗多，大便黏滞，脉沉滑，苔水滑。

处方：肉桂20g，陈皮20g，昆布20g，海藻20g，荷叶30g（后下），制苍术30g，姜黄10g，泽泻30g，30剂。水煎服，日一剂，早晚分服。

四诊（2019年12月2日）：经过治疗，患者现体重85kg，减重10kg，脉滑苔薄，月经正常。

处方：黄芪30g，制苍术15g，制白术15g，防风15g，肉桂20g，陈皮20g，荷叶30g（后下），姜黄15g，决明子20g，神曲20g，30剂。水煎服，日一剂，早晚分服。

按：肥胖是指脂肪在体内过度堆积达到危险的程度，造成人体器官和系统的功能损伤，最终导致其他慢性疾病发生的一种疾病，以体内脂肪堆积过多和（或）异常分布为特点。中医学认为本病由于过食、缺乏体力活动及先天禀赋等，阳气虚衰、痰湿偏盛所致。本病多属本虚标实之候，本虚多脾肾气虚或兼心肺气虚，标实为痰湿脂膏内停，或兼水湿、血瘀等。本病与体质关系密切，痰湿质、气虚质和痰湿夹瘀质是肥胖最常见的三种体质。

本案患者脾气虚弱，运化无权，纳食不化，故胃脘饱胀，鲜有饥饿感，食少；健运失职，气血乏源，故疲乏易倦；脾失健运，水湿中阻，热化酿成湿热，湿郁热蒸，迫津上越，故头面部易出油、头汗多；湿热下注，则大便黏，有排不净感。脉滑，苔边水滑为脾虚水湿不化。患者脾胃虚弱，运化失司，水谷精微失于输布，化为膏脂，湿浊化热，胃热滞脾，湿浊积聚，而酿成痰湿之体，本在脾失健运，标在痰湿内蕴、痰瘀互结，故患者属痰湿体质，为脾虚痰蕴证。治疗宜标本兼顾，予健脾益气、化痰祛湿、温阳化饮，调理患者痰湿之体，又痰饮致病多有阻滞气机、阻碍气血的特点，治疗兼以祛瘀降脂，处方以化痰祛湿方加减。

方用制苍术燥湿运脾，陈皮理气化痰，茯苓、泽泻、荷叶渗湿泄浊；神曲健脾消食、助痰湿化；姜黄、益母草活血行气，祛瘀降脂；肉桂温肾阳、助脾阳，温化痰湿。全方健脾理气活血化痰，主调体质之本，兼治病症之标，标本兼治。

二诊时患者体重减轻 5kg，原方加昆布、海藻消痰软坚巩固疗效；因患者大便黏滞，加决明子润肠通便、减肥降压。三诊时上方去茯苓、神曲、益母草、决明子，减少药味，专注调理痰湿体质。四诊时患者已减重 10kg，加黄芪扶正气，益气健脾、助痰湿化，防风助风化湿。本案患者坚持调体及治疗，使痰湿偏颇体质得以纠正，故减肥取得良好疗效。

二、代谢综合征

病案 1：代谢综合征（脾虚痰蕴证）

张某，女，43 岁。2019 年 4 月 25 日初诊。

主诉：肥胖 15 年，高血压 2 年。

现病史：患者诉 2010 年妊娠后出现高血压、高血糖，生产后控制稳定。2 年前发现高血压、高血糖、高血脂，现血压 105/80mmHg，每日口服缬沙坦 1 粒（用药前血压高至 160/110mmHg）；空腹血糖 6.15 ～ 7mmol/L，口服二甲双胍（三餐）＋达格列净片（每日 1 粒），用药前空腹血糖 9mmol/L；血脂高，中度脂肪肝（服用他汀类药物）。肥胖 13 年（30 岁开始），现体重 65kg，身高 158cm，腰围 102cm。平素怕冷，纳眠可，小便调，大便日 1 ～ 2 行，易腹泻。苔薄而滑，脉滑。

西医诊断：代谢综合征。

中医诊断：肥胖病（脾虚痰蕴证；痰湿体质）。

治法：健脾理气，化痰祛湿。

处方：肉桂 20g，陈皮 20g，制苍术 20g，荷叶 30g（后下），神曲 20g，红曲 12g，茵陈 10g，茯苓 20g，30 剂。水煎服，日一剂，早晚分服。

二诊（2019 年 5 月 30 日）：原血压 140/105 ～ 110mmHg，现血压 110/70 ～ 80mmHg；血脂由 3.08mmol/L 降至 2.3mmol/L。现大便每日 1 ～ 2 次，成形。

处方：肉桂 20g，陈皮 20g，制苍术 20g，荷叶 30g（后下），姜黄 15g，茯苓 15g，泽泻 15g，山楂 15g，神曲 20g，黄芪 30g。30 剂。水煎服，日一剂，早晚分服。

按：代谢综合征是一组以肥胖、高血糖（糖尿病或糖调节受损）、血脂异常、高甘油三酯血症和（或）低高密度脂蛋白血症以及高血压等聚集发病，严重影响机体健康的临床症候群，是一组在代谢上相互关联的危险因素的组合。代谢综合征主要表现为体型肥胖，伴有代谢的异常。中医学认为脾气亏虚，运化失司，津液不归正化而凝聚为痰湿，痰湿大量积聚于皮下则表现为体型肥胖。本病与体质关系密切，痰湿质、气虚质和痰湿夹瘀质是肥胖最常见的三种体质。

患者肥胖伴高血压、高血糖、高血脂，平素怕冷、腹泻，苔薄而滑，脉滑，符合该病病因病机。脾阳虚衰，无力运化水谷，水湿中阻，痰湿蕴于腹部，故肥胖腰围大；脾阳虚不能腐熟水谷，致腹泻；阳虚不能温煦，致怕冷。苔薄而滑，脉滑为脾阳虚水湿不化。患者脾阳虚弱，运化失司，水谷精微失于输布，化为膏脂，湿浊积聚，而酿成痰湿之体，本在脾阳虚、失于健运，标在痰湿内蕴，故患者属痰湿体质，为脾虚痰蕴证。治疗宜标本兼顾，宜健脾益气、化痰祛湿、温阳化饮，调理患者痰湿之体，处方以化痰祛湿方加减。

方用肉桂温肾阳、助脾阳温化痰湿，制苍术燥湿运脾，陈皮理气化痰，茯苓、荷叶渗湿泄浊；神曲、红曲健脾消食，现代药理研究发现红曲具有降脂、降压的作用；茵陈清湿热、利胆护肝降血压。全方健脾理气、祛湿化痰，主调体质之本，兼治病症之标，标本兼治。

二诊时患者体重、腹泻、血压、血脂均有所改善，原方去茵陈加黄芪、泽泻加强健脾利湿之功，加姜黄、山楂活血降脂。

病案 2：代谢综合征（痰湿血瘀证）

张某，男，29 岁。2019 年 4 月 24 日初诊。

主诉：肥胖 20 余年。

现病史：患者从高中后开始发胖，最胖时 120kg，经运动，控制饮食，减肥，体重降至 100kg，后反弹，现身高 178cm，体重 120kg，腰围约 96cm，中度脂肪肝，高尿酸，高血脂（5 年余，未吃药，未带化验单），平素正常饮食，大便日一行，成形。睡觉时打呼噜，面部出油多，苔腻。家族史：父亲高血压、高血脂；母亲高血脂。

西医诊断：单纯性肥胖、高脂血症、高尿酸血症、脂肪肝（中度）。

中医诊断：肥胖病、积聚（痰湿血瘀证；痰湿体质）。

治法：益气温阳，化痰祛湿，活血祛瘀。

处方：肉桂 15g，陈皮 15g，茵陈 20g，荷叶 30g（后下），制苍术 20g，山楂 15g，姜黄 10g，生蒲黄 10g，萆薢 20g，昆布 15g，30 剂。水煎服，日一剂，早晚分服。

二诊（2019 年 5 月 29 日）：服上方体重减轻 7.9kg，腰围减少 5cm。

处方：肉桂 15g，陈皮 15g，茵陈 10g，荷叶 30g（后下），制苍术 20g，山楂 15g，姜黄 10g，生蒲黄 10g，萆薢 20g，昆布 15g，海藻 15g，决明子 20g，30 剂。水煎服，日一剂，早晚分服。

按：肥胖是指脂肪在体内过度堆积达到危险的程度，造成人体器官和系统的功能损伤，最终导致其他慢性疾病发生的一种疾病，以体内脂肪堆积过多和（或）异常分布为特点。中医学认为本病由于过食、缺乏体力活动及先天禀赋等，阳气虚衰、痰湿偏盛所致。本病多属本虚标实之候，本虚多脾肾气虚或兼心肺气虚，标实为痰湿脂膏内停，或兼水湿、血瘀等。本病与体质关系密切，痰湿质、气虚质和痰湿夹瘀质是肥胖最常见的三种体质。

患者肥胖、中度脂肪肝、高尿酸、高血脂、睡觉打呼噜、面部出油多、苔腻，符合该病病因病机。脾失健运，水湿中阻，热化酿成湿热，湿郁热蒸，迫津上越，故面部易出油多；痰湿阻碍气机，故睡觉打呼噜；脂浊凝聚脏腑，故见脂肪肝；苔腻主湿浊、痰饮。患者脾胃虚弱，运化失司，水谷精微失于输布，化为膏脂，湿浊化热，胃热滞脾，湿浊积聚，而酿成痰湿之体，本在脾失健运，标在痰湿内蕴、瘀热互结，故患者属痰湿体质，为痰湿血瘀证。治疗宜标本兼顾，宜健脾益气、化痰祛湿、温阳化饮，调理患者痰湿之体，又痰饮致病多有阻滞气机、阻碍气血的特点，治疗兼以祛瘀降脂，处方以化痰祛湿方加减。

方用陈皮、苍术益气健脾、化痰祛湿；姜黄、生蒲黄、山楂祛瘀降脂；茵陈、萆薢利湿祛浊；昆布化痰散结；荷叶减肥降脂；肉桂温肾阳、助脾阳、温化痰湿。全方健脾理气活血化痰，主调体质之本，兼治病症之标，标本兼治。

二诊时患者体重、腰围均有改善，原方加海藻、决明子加强减肥降压降脂之功。

三、甲状腺结节

病案：甲状腺结节（痰火郁结证）

白某，女，38 岁。2020 年 7 月 29 日初诊。

主诉：甲状腺结节 3 年。

现病史：患者 3 年前检查出甲状腺两侧结节，均 1cm 左右，多发性，伴有吞咽困难，自觉颈部偶有肿大、刺痛。头顶部胀蒙感1个月，脱发半年，黑眼圈，欲调理。月经13岁初潮，每次4天，周期30～40天，量多，舌中裂。

西医诊断：甲状腺结节。

中医诊断：瘿瘤（痰火郁结证；气郁兼夹血瘀体质）。

治法：行气化痰，软坚散结，清热滋阴。

处方：玄参10g，浙贝10g，生牡蛎30g（先煎），夏枯草15g，连翘10g，蒲公英20g，法半夏10g，威灵仙10g，茯苓15g，苏叶10g，川厚朴6g，30剂。水煎服，日一剂，早晚分服。

二诊（2020年9月9日）：患者自述甲状腺颈部压迫紧缩感减轻，吞咽阻碍感亦减。

处方：上方去苏叶、川厚朴，加皂角刺10g，玄参5g，30剂。水煎服，日一剂，早晚分服。

三诊（2020年11月4日）：患者自述服前方后甲状腺颈部紧缩感已基本控制，十减其九，原有长脖子感、吞咽阻碍感亦除。

处方：玄参15g，浙贝10g，生牡蛎30g（先煎），连翘10g，皂角刺10g，夏枯草15g，生蒲公英20g，乌梅15g，法半夏10g，30剂。水煎服，日一剂，早晚分服。

煎服方法：水煎服。

按：甲状腺结节是指甲状腺细胞在局部异常生长所引起的一个或多个组织结构异常的团块，可由多种病因引起，其中囊肿类型中的结节性甲状腺肿是临床较常见的良性疾病，多见于中年女性，由于地域、饮食、遗传等因素导致机体内甲状腺激素相对不足，致使垂体促甲状腺激素（TSH）分泌增多，在这种增多的 TSH 长时期刺激下，甲状腺反复增生，伴有各种退行性变，胸骨后甲状腺肿压迫食管时可引起吞咽不适感。甲状腺结节属中医学"瘿病""瘿瘤"等范畴，中医学认为本病由于情志内伤、饮食及水土失宜，气滞、痰凝、血瘀交阻凝结成块，结聚于咽喉所致，本病与体质关系密切，妇女以肝为先天，妇女的经、孕、产、乳等生理特点与肝经气血有密切关系，遇有情志、饮食等致病因素，常引起气郁痰结、气滞血瘀及肝郁化火等病理变化，故女性易患瘿病。

本案患者甲状腺紧肿、刺痛，头部胀蒙，脱发，目胞色黑，月经迟至、量多，舌有裂纹，符合该病病因病机。情志不舒，肝气郁滞，使津液输布失常，气滞痰凝，日久引起血脉瘀阻，气、痰、瘀三者凝结颈前则形成瘿瘤；气滞、痰凝皆致血瘀，不通则痛，颈部局部气血阻滞不通，则出现刺痛感，气血不荣目发则胞黑发脱，痰瘀阻滞冲任则月经迟至，血不归经则量多；痰气交阻，气郁日久，痰瘀互结，又可日久化热，肝火上行头部则发胀，久伤阴液，阴虚液损，舌体失于濡润，舌面萎缩则有裂纹。患者气郁痰阻，痰凝血瘀，气郁化火，火郁日久伤阴，本始于气机郁滞，久病后阴液亏损，标在痰凝血瘀火郁，故患者为气郁所致瘿病痰火郁结证，治疗宜标本兼顾，采用行气化痰、软坚散结、清热滋阴之治法。

方中用辛温下气之川厚朴、芳香疏肝行气之苏叶，以共同行气宽胸、宣通郁结之气；茯苓健脾渗湿，使湿去则痰无由生，威灵仙祛湿消痰，二者共助半夏化痰散结之效，且威灵仙可通络止痛，与行气化痰药物同用亦可助其行散痰凝瘀结；苦咸之玄参、咸寒之牡蛎软坚消瘰滋阴，配以清热化痰散结之浙贝，共收软坚散结、清热滋阴之效；夏枯草辛以散结、苦以泄热，不仅清肝火、散郁结，又与蒲公英、连翘清热消肿散结，三者与玄参、浙贝同用，共奏清肝散结、化痰消肿之效。综观全方，能够行气化痰、软坚散结、清热滋阴，治病症之标时兼顾调理体质之本，标本兼治。

二诊患者自述甲状腺颈部压迫紧缩感及吞咽阻碍感均减轻，继服原方巩固，加味破血散结、消肿排脓之皂角刺散除久积之瘀结，并助消肿之功，去苏叶、川厚朴，从行郁结之气转向养阴调体，增加玄参用量以清热降火且助滋阴之效，逐渐转向对久病所致阴虚体质的调理；三诊患者自述已无长脖子感、吞咽阻碍感，甲状腺颈部紧缩感已基本控制，十减其九，效果显著，服方再固，上方去茯苓、威灵仙，减少利水渗湿、祛湿之品，增加生津养阴之乌梅，巩固阴虚体质调理。本案患者坚持3月余治疗兼调体，根据治疗效果逐步调理偏颇体质，体病兼顾，因体质得纠正，使病去少反复、愈后无传变。

（本节编者：李英帅　李玲孺　马晗）

第四节　呼吸系统疾病

一、慢性阻塞性肺疾病

病案：慢性阻塞性肺疾病（痰热蕴肺证）

王某，男，62岁。2018年12月11日初诊。

主诉：慢性阻塞性肺疾病20年，咳嗽咳痰近日加重。

现病史：患者自诉痰吐黄黏，每次20～30mL，咯吐不易，以上午为多。

外院查左肺多微小结节，左肺下气肿。苔边水滑根黄，脉滑。

既往史：曾患胃幽门螺杆菌感染，有外科手术史。

西医诊断：慢性阻塞性肺疾病。

中医诊断：肺胀（痰热蕴肺证）。

治法：降气疏壅，引火归原，祛痰止咳。

处方：苏子降气汤加味。苏子10g，橘红12g，法半夏10g，当归15g，前胡10g，川厚朴10g，炙甘草6g，海浮石10g，红景天20g，21剂。水煎服，日一剂，早晚分服。

二诊（2019年1月9日）：咯痰量每日约20mL，咯出较易，未见咯血。时有气憋气短，口干，大便每日1次，苔薄滑，边有水气，脉滑。

处方：苏子10g，橘红10g，海浮石10g，浙贝10g，蒲公英15g，砂仁6g（后下），鱼腥草15g，红景天15g，川贝粉6g，桔梗6g，21剂。水煎服，日一剂，早晚分服。

三诊（2019年4月25日）：未见咳血，气憋气短不明显，有痰、色黄、量多，1天约2次。苔薄，脉滑。

处方：太子参12g，玄参15g，浙贝10g，生牡蛎30g（先煎），红景天20g，土贝母15g，海浮石10g，海蛤壳15g，桔梗9g，法半夏9g，30剂。水煎服，日一剂，早晚分服。

四诊（2019年9月12日）：患者诉每日咳咯黄痰10～20mL。苔薄，苔中腻，脉滑。

处方：芦根20g，冬瓜子20g，生薏苡仁20g，桃仁10g，金荞麦30g，鱼腥草15g，玄参15g，生牡蛎30g（先煎），浙贝12g，桑白皮15g，海浮石10g，30剂。水煎服，日一剂，早晚分服。

按：慢性阻塞性肺疾病是一种以不完全可逆性气流受限为特征的慢性气道炎症性疾病，一般认为属于中医学"咳嗽""喘证"或"肺胀"范畴，乃本虚标实之证，在疾病发生的不同发展阶段，其病理因素如痰、饮、水、湿、瘀的表现不尽相同。

此例患者病情迁延日久，痰浊壅盛，王老师首诊以苏子降气汤为主方，方中苏子为君药降气平喘，止咳化痰；橘红、半夏、川厚朴、前胡祛痰止咳，降气平喘；红景天益气活血，通脉平喘。三诊鉴于患者痰色黄量多，以消瘰丸（玄参、牡蛎、浙贝）为主方，辅以海浮石、海蛤壳清热化痰，法半夏燥湿化痰、桔梗祛痰排脓。四诊方用《千金》苇茎汤加味，以收清热化痰、利湿排脓之功。

在咳喘的治疗中王老师常用当归一味药，《本草纲目》中载当归："味辛散，乃血中气药也。况咳逆上气，有阴虚阳无所附者，故用血药补阴，则血和而气降矣。"从气与血的关系来阐释了当归治疗咳逆上气的机理。在肺热咳嗽，痰稠色黄病症的治疗中，王老师常用海浮石、牡蛎、海蛤壳等具有清肺化痰、软坚散结功效的药物，常获良效。

二、慢性咽炎

病案：慢性咽炎（风寒袭肺，痰热内阻证）

杨某，男，54 岁。2019 年 2 月 27 日初诊。

主诉：咽炎 10 年余，咳嗽 5 年余。

现病史：患者自诉于 2014 年夏季在空调房受凉后出现咳嗽症状，发作时为干咳，咽干，咽痒，咳嗽，咳痰不出。平素易口干口渴，饮水每天 1～2L，纳寐可，二便调。苔中微灰而黄，脉滑。抽烟每天 10～15 根。2014 年查胸部 CT 示肺部有结节，经年复诊，结节无变化。

西医诊断：慢性咽炎。

中医诊断：咳嗽（风寒袭肺，痰热内阻证）。

治法：和解表里，清痰止咳。

处方：柴胡 12g，黄芩 10g，法半夏 10g，甘草 6g，党参 10g，木蝴蝶 10g，鱼腥草 20g，21 剂。水煎服，日一剂，早晚分服。

二诊（2019 年 12 月 3 日）：服上方后咳嗽减轻，现慢性咽炎发作，咽痒，偶有少痰，质黏，色青，自觉冬季严重，春夏缓解，发作后可自行缓解。

处方：桃仁 6g，桔梗 6g，甘草 6g，金银花 10g，金莲花 10g，升麻 6g，红花 3g，鱼腥草 10g，木蝴蝶 9g，乌梅 6g，21 剂。水煎服，日一剂，早晚分服。

按：慢性咽炎为咽部黏膜、黏膜下及淋巴组织的弥漫性慢性炎症，常为上呼吸道慢性炎症的一部分，多见于成年人，常因各种鼻病及呼吸道慢性炎症，长期张口呼吸及炎性分泌物反复刺激咽部，或受慢性扁桃体炎、牙周炎引发，烟酒过度、粉尘、辛辣食物、有害气体或过敏原的刺激等都可引起本病。本病病程长，症状顽固，较难彻底治愈。

中医学认为咳嗽是指因肺失宣降而出现以发出咳声或伴有咳痰为主要表现的病证，分别言之，"咳"指有声无痰，"嗽"是有痰无声，一般为痰声并见，故以咳嗽并称。咳嗽既是独立的一种疾患，又是肺系多种疾病的一个症状，肺失宣降，肺气上逆，均可引起咳嗽。

《伤寒论》第 96 条言"伤寒五六日，中风，往来寒热，胸胁苦满，嘿嘿不欲饮食，心烦喜呕，或胸中烦而不呕，或渴，或腹中痛，或胁下痞硬，或心下悸、小便不利，或不渴、身有微热，或咳者，小柴胡汤主之。"本案中患者多年前因受凉后病发咳嗽，迁延日久，邪伏半表半里，正邪相争，枢机不利，经气不舒，发为久咳，故用小柴胡汤和解少阳治疗慢性咳嗽。方中木蝴蝶清肺利咽，开喑治哑，利咽降气止咳；鱼腥草清泄肺热，增强清肺化痰的功效。

（本节编者：杨正　周瑶瑶）

第五节　精神神经系统疾病

一、睡眠障碍

病案：睡眠障碍（胆郁痰扰证）

李某，女，63 岁。2018 年 10 月 10 日初诊。

主诉：失眠善惊 20 余年，头晕昏沉 10 余年。

现病史：患者夜间睡眠浅，每晚醒 3 次，醒后可复睡，多梦，怕受惊吓，自觉胆小。头晕昏沉，后颈部僵硬，曾发生 2 次腿软、全身大汗、欲晕倒，记忆力减退严重。既往有颈椎病、腰椎间盘突出症、甘油三酯偏高病史。因卵巢囊肿、子宫肌瘤，2018 年 9 月 18 日于某医院行子宫切除术。

西医诊断：睡眠障碍（失眠、抑郁症）。

中医诊断：不寐、郁病（胆郁痰扰证；气郁体质）。

治法：交通阴阳，理气化痰。

处方：竹茹 15g，陈皮 10g，枳壳 10g，茯苓 20g，土茯苓 20g，川芎 15g，夏枯草 20g，法半夏 10g，苏叶 15g，百合 30g，延胡索 10g，合欢皮 15g，30 剂。水煎服，日一剂，早晚分服。

二诊（2019 年 1 月 10 日）：惊吓害怕已控制。打哈欠比以前减少 2/3。原头晕需服草酸艾司西酞普兰片每日 1～1.5 片，服中药后，现可以减量或停服西药。夜间睡眠易醒症状尚存。

处方：竹茹 10g，枳实 10g，法半夏 10g，制胆南星 6g，黄连 10g，磁石 20g（先煎），土茯苓 20g，夏枯草 20g，苏叶 12g，百合 30g，延胡索 10g，合欢皮 20g，萱草 20g（自加），30 剂。水煎服，日一剂，早晚分服。

按：失眠是指无法入睡或无法保持睡眠状态，导致睡眠不足，常见原因有环境因素、个体因素、躯体因素、精神因素、情绪因素等。长时间的失眠会导致神经衰弱和抑郁症，而神经衰弱患者的病症又会加重失眠。阴阳失交是失眠的关键所在，或阴虚不能纳阳，或阳盛不得入阴。正如《灵枢·大惑论》所云："卫气不得入于阴，常留于阳。留于阳则阳气满，阳气满则阳跷盛；不得入于阴则阴气虚，故目不瞑矣。"《灵枢·邪客》指出："今厥气客于五脏六腑，则卫气独行于外，行于阳不得入于阴。行于阳则阳气盛，阳气盛则阳跷满，不得入于阴，阴虚，故目不瞑。"此外，肝不藏魂也是失眠的重要原因。因为肝藏魂，人寐则魂游于外，寐则魂归于肝。若肝血亏虚，不能藏魂，魂浮游于外，魂不入肝则不寐。

　　本案患者的失眠特点为伴有胆怯、易惊、多梦。胆主决断，若胆气虚弱，在受到不良精神刺激时，则易于出现胆怯易惊、善恐、失眠、多梦等。患者头晕昏沉 10 年，曾有 2 次欲昏仆，且需要服用治疗抑郁障碍的西药，说明其有痰蒙蔽清窍，扰乱心神，使心神活动失常。本病的形成和肝气郁结、胆气亏虚、痰蒙清窍关系密切。治疗当针对失眠阴阳失交的病机特点，以燮理阴阳、调肝安魂立法，同时针对精神异常的特点，理气化痰，安神定志。

　　方用高枕无忧汤合温胆汤加减。高枕无忧汤是王老师创制的失眠专方，半夏配夏枯草，百合伍苏叶是常用药对，意在阴阳相配；延胡索行气活血，合欢皮疏肝解郁。诸药合用，共奏燮理阴阳、调肝安魂之功。温胆汤主治"大病后虚烦不得眠"，又治"惊悸，自汗，触事易惊"，枳壳、陈皮理气宽中，竹茹、茯苓渗湿化痰。此外，针对头晕昏沉，后颈僵硬，方中加入土茯苓清热除湿，通利关节，受明代医家缪希雍的《先醒斋医学广笔记》"头风神方"的启发，"其方中土茯苓四两，余药多三钱以下"。川芎走而不守，既能上行颠顶，又下达血海，行气祛风，治头风头痛、风湿痹痛等。全方围绕病机，交通阴阳、化痰理气，兼行血祛风。二诊患者惊吓害怕控制，抗抑郁西药已减量至停服，睡中易醒但睡眠质量提高，白天困倦善欠已减大半，故拟方再进，加制胆南星、黄连，增强清热化痰之力，加萱草增强解郁之功。

二、焦虑症

病案：焦虑症（肝气郁结，胆郁痰扰证）

白某，男，34 岁。2018 年 3 月 20 日初诊。

主诉：发作性焦虑 7 年。

现病史：2011 年起出现焦虑症状，间歇性发作心烦心急，晃腿抖腿，坐卧不安，不能自制，四肢发麻，头部疼痛紧张，时有神经跳动感，面部发紧，聊天时易着急走神，严重时全身发冷，呼吸困难、心悸易怒。睡眠浅，易醒 2～3

次，大便每日 2 次，尿频，舌胖大，苔白腻。

西医诊断：焦虑症。

中医诊断：郁病（肝气郁结，胆郁痰扰证；气郁体质）。

治法：疏肝解郁，化痰理气，镇惊安神。

处方：柴胡 12g，法半夏 10g，黄芩 10g，桂枝 10g，煅磁石 20g（先煎），生龙骨 30g（先煎），生牡蛎 30g（先煎），生大黄 6g，竹茹 15g，枳实 10g，神曲 10g，八月札 20g，21 剂。水煎服，日一剂，早晚分服。

二诊（2018 年 4 月 10 日）：焦虑心急、坐卧不安、晃腿抖腿、不能自制等症自觉减少 60% ～ 65%；害怕紧张、胡思乱想等症，自觉减少 60%；自觉对生活特别有信心。刻诊：头部和四肢发麻发胀，有跳动感，两脉弦滑。

处方：柴胡 12g，黄芩 10g，法半夏 10g，桂枝 10g，磁石 20g（先煎），大黄 6g，生牡蛎 30g（先煎），生龙骨 30g（先煎），竹茹 15g，枳实 10g，生姜 9g，八月札 20g，神曲 10g，30 剂。水煎服，日一剂，早晚分服。

三诊（2018 年 5 月 8 日）：晃腿抖腿、不能自制，自觉减轻 70%；情绪抑郁，总想不开，自觉减轻 40%；对生活的信心较前增加 30% ～ 40%。刻诊：烦躁恐惧，有自责感，负面想法较多，常不能自解，入睡困难，苔灰腻，脉弦。

处方：柴胡 12g，郁金 10g，石菖蒲 10g，合欢皮 15g，夏枯草 20g，法半夏 10g，炒山栀 10g，豆豉 10g，八月札 20g，神曲 15g，枳实 10g，竹茹 15g，丹参 15g，21 剂。水煎服，日一剂，早晚分服。

四诊（2018 年 5 月 29 日）：晃腿抖腿、不能自制，自觉减轻 80%；担心害怕、总想不开，自觉减轻 60%；胡思乱想，自觉减轻 40%；对生活信心增加至 40%。刻诊：入睡困难，梦多，睡眠浅，心烦易怒，脉律不齐。

处方：柴胡 12g，枳壳 10g，川牛膝 15g，桔梗 10g，桃仁 10g，红花 10g，当归 10g，川芎 10g，赤芍 10g，地黄 15g，桑白皮 15g，大腹皮 10g，八月札 20g，21 剂。水煎服，日一剂，下午 4：30、晚上 9：00 分服。

按：焦虑障碍是以广泛和持续性焦虑或反复发作的惊恐不安为主要特征，常伴有自主神经紊乱及运动性不安的病症。中医学历代有很多关于类似焦虑症状的记载，临床表现包括烦躁易怒，善恐易惊，坐卧不安，胸闷善太息，胁肋胀满，失眠健忘，心悸怔忡，五心烦热，颧红盗汗，肢体麻木震颤，口苦，口干咽燥，纳差等诸多症状。历代医家所阐述的郁病与西医学所讲的焦虑症在病因、病机方面有诸多相似，其归属于中医学"郁病"的范畴。古代文献中记载的"不寐""心悸""怔忡""惊恐""卑愫""奔豚""脏躁""百合病""灯笼病"等疾病也都与本病有着密切的关系。

本案患者间歇性发作焦虑紧张，心烦心急，坐卧不安，肢体麻木震颤，头面部紧张感，心悸失眠，符合郁病表现。情志不遂，肝气郁结，津液运行不畅，聚湿成痰，则见舌体胖大，苔白腻；痰蒙清窍，胆郁痰扰，心神失养，则见焦虑紧张，坐卧不安，心悸失眠；痰气交阻，日久化热，扰动心神，则见心烦着急，抖腿难制。该病由肝气郁结，胆郁痰扰，引发一系列气血津液失常的躯体症状。治法当疏肝解郁，化痰理气，镇惊安神。

初诊方由柴胡加龙骨牡蛎汤合温胆汤加减化裁而来。柴胡加龙骨牡蛎汤原方和解清热、镇惊安神，主治胸胁苦满，烦躁惊狂不安，身重难以转侧。方中柴胡疏肝解郁以治气郁；黄芩、大黄清热泻火治火郁；法半夏燥湿化痰以治痰郁；桂枝温阳利水行血；龙骨、牡蛎、磁石重镇安神，以治烦躁。温胆汤主治"大病后虚烦不得眠""又治惊悸，自汗，触事易惊"。枳实降气导滞，竹茹清热化痰除烦。此外，辅以神曲消食和中，八月札治神志异常。二诊见效，继服巩固。三诊因入睡困难，加入夏枯草、法半夏，交通阴阳以助眠；因烦躁而加入栀子豉汤，清热除烦。四诊患者仍不寐，且脉律不齐，虑其有血行不畅，用王清任血府逐瘀汤加味，活血化瘀以畅达气机。《医林改错·血府逐瘀汤所治症目》载"夜睡梦多，是血瘀，此方一两副痊愈，外无良方""不眠夜不能睡，用安神养血药治之不效者，此方若神"。纵观病程，处方均围绕"郁"的病机，从气、血、痰湿、火、食等多个角度进行疏导，兼顾重镇安神、调和阴阳，使患者焦虑心境和以抖腿为主的躯体症状大为改善，但该患者患病日久，还需要进一步坚持调理，以减轻症状、防止复发。

三、抑郁症

病案：抑郁症（肝气郁结，痰气交阻证）

刘某，男，17 岁。2019 年 5 月 8 日初诊。

主诉：抑郁 5 年余。

现病史：2011 年遭遇其玩伴车祸死亡，2012 年自己不慎摔入湖中险些遇难。之后出现情绪低落，失眠多梦，服用盐酸舍曲林分散片和富马酸喹硫平片后可入睡，每天睡眠 5 小时左右。近半年出现自残倾向，用小刀划自己的手。平素人际关系紧张，抗挫折能力差，纳差挑食，大便不调时干时稀，小便正常，苔薄白，脉弦细。既往曾心理咨询 10 次，效果不佳。

西医诊断：抑郁症。

中医诊断：郁病（肝气郁结，痰气交阻证；气郁体质）。

治法：疏肝解郁，化痰理气，安神开窍。

处方：柴胡 10g，黄芩 10g，法半夏 10g，桂枝 10g，磁石 20g（先煎），神曲 15g，生龙骨 20g（先煎），生牡蛎 20g（先煎），八月札 20g，炒山栀 6g，石菖蒲 6g，合欢皮 10g，萱草 15g，21 剂。水煎服，日一剂，早晚分服。

二诊（2019 年 5 月 30 日）：每天睡眠时间可达 8 ～ 10 小时，情绪紧张好转，脉弦细，苔薄。

处方：上方加郁金 10g，薄荷 9g，香附 10g，21 剂。水煎服，日一剂，早晚分服。

三诊（2019 年 7 月 25 日）：每天睡眠时间 7 ～ 8 小时，已停服盐酸舍曲林分散片和富马酸喹硫平片；情绪紧张好转，未见自我伤害现象，父子交流顺畅，大便调，每日 1 次，脉弦滑。现每天健身 1 小时，有时学英语，准备 8 月 19 日返校进行高三总复习。前方既效，再进继图。

处方：柴胡 10g，黄芩 10g，法半夏 10g，磁石 30g（先煎），神曲 10g，生龙骨 30g（先煎），生牡蛎 30g（先煎），八月札 15g，石菖蒲 6g，郁金 10g，香附 10g，薄荷 6g（后下），百合 15g，30 剂。水煎服，日一剂，早晚分服。

按：抑郁症是情感障碍的主要类型，是一种以显著而持久的心境低落为主要特征的综合征，还可伴有对日常活动丧失兴趣、精力明显减退、自我评价过低、失眠、食欲减退等，最严重的后果为自杀观念及行为。本病属于中医学"郁病"范畴，主要由于情志不遂，肝气郁结，气滞痰凝，痰气交阻所致，但由于气血津液相互联系，五脏相互制约，因此又常兼血瘀、湿盛、五脏不和等症。

本案患者儿时接连遭遇较大精神创伤，肝失条达，气机不畅，郁结日久，而为气郁体质，气行不畅，津液停滞，聚湿生痰，阻滞清阳，则见情绪低落，抑郁寡欢；肝气郁结，最易克脾，脾失健运，则见挑食纳差，大便不调；母病及子，损伤心神，心失所养，心神失守，则见失眠多梦，有自残行为。治法当疏肝解郁，化痰理气，安神开窍。

方用柴胡加龙骨牡蛎汤加减化裁。方中柴胡疏肝解郁，以治气郁；山栀、黄芩清热泻火，以治火郁；法半夏、石菖蒲燥湿、化痰、渗湿，以治痰郁、湿郁；神曲健胃消食，以治食郁；桂枝温阳利水，以助半夏、茯苓燥湿化痰，桂枝温运血行，以助郁金活血散瘀；龙骨、牡蛎、磁石重镇安神；八月札、合欢皮、萱草疏肝解郁，和悦心神。二诊时，情绪好转，睡眠改善，加郁金活血行气，合石菖蒲又取"菖蒲郁金汤"之意，化痰解郁开窍；薄荷、香附增强行气开郁之效。三诊时，已停服西药，去合欢皮、萱草，加百合，微调再进，巩固疗效。

四、强迫症

病案：强迫症（肝郁痰扰，心胆气虚证）

王某，女，22 岁。2018 年 1 月 31 日初诊。

主诉：频繁洗手、洗衣 4 年，加重 1 年。

现病史：从 2014 年开始强迫自己频繁洗手、洗衣，拒绝接触门把手、水龙头等自觉不干净的物体，在学校比家里症状更加严重。情绪易紧张，睡眠易醒，脉弦滑，薄白苔。现每日服用盐酸舍曲林分散片。

西医诊断：强迫症。

中医诊断：郁病，脏躁（肝郁痰扰，心胆气虚证；气郁体质）。

治法：解郁镇惊，利胆化痰，养心安神。

处方：竹茹 15g，橘皮 10g，天南星 6g，炙甘草 10g，小麦 30g，大枣 10g，八月札 20g，柴胡 12g，枳壳 10g，白芍 10g，生龙骨 30g（先煎），生牡蛎 30g（先煎），法半夏 10g，合欢皮 15g，30 剂。水煎服，日一剂，早晚分服。

二诊（2018 年 3 月 7 日）：初诊后寒假回家，服药后在家期间，频繁洗手、洗衣的症状消失。自 2018 年 2 月 28 日返校以来，频繁洗衣的症状未发作，接触门把手后心里感觉不舒服，但可控制自己不洗手，但接触水龙头后仍要洗手，脉沉细弱，舌微胖。自觉情绪放松，不紧张，睡眠恢复正常，每晚 11 点就寝，次日早上 7 点半起床，中间不醒。

处方：炙甘草 10g，小麦 30g，大枣 10g，法半夏 10g，制胆南星 6g，竹茹 15g，枳实 10g，八月札 20g，石菖蒲 6g，刺五加 10g，郁金 10g，合欢皮 10g，30 剂。水煎服，日一剂，早晚分服。

三诊（2018 年 4 月 17 日）：患者自述洗衣、接触门把手均恢复正常，接触水龙头后心里仍有怕脏的感觉，但是可以控制自己不洗手，注意力不集中，脉沉细弦。

处方：炙甘草 10g，小麦 60g，大枣 10g，枳实 10g，法半夏 10g，竹茹 15g，茯苓 15g，陈皮 10g，八月札 15g，柏子仁 10g，益智仁 15g，远志 9g，30 剂。水煎服，日一剂，早晚分服。

按：强迫症状包括强迫观念和强迫行为。强迫观念指反复出现的观点、思想、冲动、意象；强迫行为指反复出现的、有目的的、有意识的动作行为。强迫症状常见于强迫症患者，在抑郁症、焦虑症、精神分裂症等疾病的发生率也较高。强迫症的病因较为复杂，与遗传、神经－内分泌、个性特征、童年期的经历等密切相关，具有明显的社会－心理－生物模式特征。本病在中医学没有专属病名，根据其症状特点，可属"郁病""癔病""脏躁"等范畴。《素问·灵兰秘典论》提出"心者，君主之官也，神明出焉""肝者，将军之官，谋虑出焉""胆者，中正之官，决断出焉"，本病大多与肝、胆、心等脏气失衡有关。

本案患者肝气郁滞，心胆气虚，表现为思虑过多，犹豫不决，产生强迫想法，却不能做出决断，即临床所见的强迫性思维和强迫性行为；胆气亏虚，心阴不足，故见情绪易紧张，睡眠易惊醒；胆郁痰扰，故见脉弦滑。初诊时采用解郁镇惊、利胆化痰、养心安神之法，用柴胡加龙骨牡蛎汤、柴胡疏肝散、甘麦大枣汤、温胆汤四个经典名方化裁而成。

解郁安神法贯穿该病治疗之始终。柴胡加龙骨牡蛎汤出自《伤寒论》，和解清热，镇惊安神，本案初诊用柴胡和解表里，疏肝升阳；龙骨、牡蛎重镇安神，善治惊痫癫狂诸疾，且"百病多因痰作祟"，此二药为导逆上之痰归宅之神品；半夏燥湿化痰，和胃降逆。柴胡疏肝散出自《医学统旨》，疏肝理气，活血止痛，本案初诊用柴胡疏肝解郁，枳壳理气行滞，芍药养血柔肝，共奏疏肝行气之功，加合欢皮增强疏肝解郁安神之效。八月札又名预知子，可疏肝和胃，《局方发挥》载"预知子丸"治"心气不足、志意不定、精神恍惚、语言错妄、忪悸烦郁、愁忧惨戚、喜怒多恐、健忘少睡、夜多异梦、寐即惊魇或发狂眩、暴不知人"，说明其有治神志病的特殊作用。

温胆汤出自南北朝名医姚僧垣《集验方》，《备急千金要方》曾引用"大病之后，虚烦不得眠，此胆寒故也，宜服此温胆汤"，由半夏、竹茹、枳实、橘皮、甘草、生姜组成。宋代医家陈言所著《三因极一病证方论》中的温胆汤加茯苓、大枣，并加重生姜，提出"又治惊悸"。温胆汤基础上发展而来的涤痰汤又加人参、石菖蒲、茯苓、南星四味药，保留温胆汤燥湿化痰作用，又增健脾开窍的作用。本案初诊半夏、竹茹、橘皮取温胆汤之意，半夏降逆和胃，燥湿化痰；竹茹清热化痰，止呕除烦；橘皮理气燥湿，湿去则痰消；天南星祛上焦痰及头眩晕，增强全方燥湿化痰之力。

心之主不明则易精散神乱，寤寐不安、惊悸怔忡，甚或痴妄癫狂，故养心安神法在治疗强迫、抑郁、焦虑诸症中也多有应用。甘麦大枣汤出自《金匮要略》，可养心安神，和中缓急，本案二诊、三诊以小麦养心脏，益心气，安心神；甘草养心气，缓肝急；大枣益气养血，补脾养肝。方中加强养心安神之力，去重镇安神之品，配以解郁化痰安神之法，补益身体，巩固疗效。

五、双相情感障碍

病案：双相情感障碍（痰火扰心证）

沈某，男，34 岁。2018 年 12 月 4 日初诊。

主诉：喜笑不休、沉默发呆交替发作半年。

现病史：患者近半年时而发狂，喜笑不休，时而独处沉默发呆，不愿意与人交谈。体型肥胖，平素喜甜食，大便每日 1 ～ 2 次，质黏，舌苔黄腻，脉沉滑。2016 年患胰腺炎，后愈；2018 年 5 月 30 日于北京某医院查出 2 型糖尿病、高脂血症。

西医诊断：双相情感障碍。

中医诊断：癫狂（痰火扰心证；痰湿体质）。

治法：涤痰开窍，清火燥湿。

处方：竹茹 15g，枳实 10g，制胆南星 10g，法半夏 10g，龙胆草 10g，炒山栀 10g，黄芩 10g，神曲 15g，柴胡 12g，生地黄 20g，车前子 10g，黑丑 6g（另包），白丑 6g（另包），21 剂。水煎服，日一剂，早晚分服。

二诊（2019 年 1 月 17 日）：自言自语严重，难以入睡，幻听幻觉。自行服用柴胡加龙骨牡蛎汤亦未控制病情。平素进大量甜食。

处方：大腹皮 15g，桑白皮 20g，青皮 15g，陈皮 20g，苏子 15g，柴胡 12g，枳实 10g，槟榔 15g，竹茹 20g，生山楂 20g，神曲 10g，黄连 20g，生石膏 60g（先煎），21 剂。水煎服，日一剂，早晚分服。

三诊（2019 年 1 月 24 日）：服上方后自言自语控制。但患者昨日骑自行车在建国门至三里屯往返，感觉疲乏，回家后自言自语复发，入睡困难。

处方：上方加八月札 20g，法半夏 10g。水煎服，日一剂，早晚分服。

四诊（2019 年 6 月 4 日）：服用 2019 年 1 月 17 日方后，自言自语、独处发呆、不与人交流等症状控制 2 个月。现自言自语复发，体胖，怕热。

处方：制苍术 20g，荷叶 30g（后下），陈皮 20g，肉桂 10g，昆布 15g，海藻 15g，山楂 20g，神曲 20g，黄连 15g，鬼箭羽 20g，枳实 15g，竹茹 20g，21 剂。水煎服，日一剂，早晚分服。

按：双相情感障碍是指既有躁狂发作又有抑郁发作的一类情感障碍性疾病。躁狂发作时，患者兴奋性明显增高，伴有思想飘逸、睡眠减少，甚至幻觉、妄想等一系列情感高涨的表现；抑郁发作时，患者情绪低落、兴趣丧失，或伴有倦怠懒言等一系列情绪低落的表现。西医学认为其是生物学和环境交互作用。中医早在《内经》就记载了本病的病因、病机、症状和治疗。《灵枢·癫狂》云："狂始生，先自悲也……狂始发，少卧不饥，自高贤也，自辩智也，自尊贵也，善骂詈，日夜不休。"《素问·至真要大论》云："诸躁狂越，皆属于火。"《丹溪心法·癫狂》提出了癫狂的发病与"痰"有关。本病多因七情所伤，或忧思抑郁，或恼怒惊恐，或悲喜交加，导致脏腑功能失调，阴阳失衡，出现气结、痰生、火郁、血瘀，蒙蔽心窍，引起神志失常。

本案患者素体肥胖，患糖尿病、高脂血症，又有糖尿病家族史，大便黏滞，舌苔腻，是典型的痰湿体质。情志不舒，肝气郁滞，心中积热，加之素体痰湿壅盛，痰火互结，瘀塞心脑相通之窍路，导致神明失用。痰热蓄积已久，痰随热升，郁积乃发，神机亢奋，表现出自言自语、喜笑不休、难以入睡、幻觉幻听的症状；躁狂发作后，痰热外泄，热消内耗，无以助狂，神机转为郁滞，表现出沉默呆滞、倦怠懒言、不愿交流。患者本在痰湿壅滞，标在气痰火互结蒙蔽神窍。患者属痰湿体质，针对癫狂病痰火扰心证，治应标本兼顾，采用清火燥湿、涤痰开窍之法。根据患者病情的发展，急则治标，缓则治本，及时调整治疗思路。

针对患者癫狂病证，初诊取涤痰汤、龙胆泻肝汤思路。涤痰汤由温胆汤发展而来，在温胆汤半夏、竹茹、枳实、橘皮、茯苓、大枣、甘草、生姜基础上，又加人参、石菖蒲、茯苓、胆南星四味药，保留了温胆汤燥湿化痰作用，又增健脾开窍之效。本案采用半夏降逆和胃，燥湿化痰；竹茹清热化痰，止呕除烦；枳实破气消积，化痰散痞；胆南星清热化痰，息风定惊。龙胆泻肝汤泻肝胆实火，清肝经湿热，本案采用龙胆草泻肝胆之实火，并能清下焦之湿热；柴胡、黄芩、栀子苦寒泻火，车前子清利湿热，使湿热从小便而解。怪病多痰，加神曲消宿食，破症结，逐积痰；黑白丑泻水通便，消痰涤饮。

二、三诊时取五皮散之意，加强利水化痰、清热燥湿行气之效，大腹皮、陈皮行气消胀，利水化浊；桑白皮肃肺降气，通调水道；青皮疏肝破气，消积化滞；苏子降气消痰；槟榔降气行水；竹茹清热化痰；柴胡和枳实相伍，一升一降，共达疏肝理气和胃、理气散结消痞之功；山楂与神曲相须，消食化积导滞，破气化瘀，醒脾助运；黄连和石膏相配，清心火、泻胃火。至四诊，情况得到有效控制，缓则治本，复调其痰湿体质，改变发病土壤，巩固疗效，以防复发。

六、精神分裂症

病案：精神分裂症（痰气郁结，蒙蔽心脑证）

黄某，男，28 岁。2019 年 6 月 6 日初诊。

主诉：精神障碍 5 年。

现病史：患者 2014 年开始出现不爱理人，易烦躁，不交友，不运动。2015 ～ 2016 年曾服用疏肝升阳功效的药物，会理人，但是不耐烦。2017 年医院诊治"怀疑精神分裂症"，每天早上 1 粒乐友（盐酸帕罗西汀片），晚上 2 粒帕可（氨磺必利片）。2018 年 10 月至今，帕可减少为半粒，乐友同前，吃完西药后能正常交友、运动。近 3 个月服中成药疏肝解郁胶囊和西药，表情淡漠，与人对话易烦躁，偶尔无缘由大笑，大便黏滞，小便等待，饮食正常，喜熬夜。夏季皮肤起疹。

西医诊断：精神分裂症。

中医诊断：癫狂（痰气郁结，蒙蔽心脑证；气郁体质）。

治法：镇惊安神，理气化痰开窍。

处方：柴胡 12g，黄芩 10g，法半夏 10g，桂枝 10g，磁石 20g（先煎），神曲 10g，生龙骨 30g（先煎），生牡蛎 30g（先煎），生大黄 6g，八月札 15g，金银花 15g，30 剂。水煎服，日一剂，早晚分服。

二诊（2019 年 7 月 11 日）：情绪好转，偶有自笑，对事情有偏执，有不自主动作，大便每日 1 ～ 2 次，成形，脉沉实，舌淡红，少苔。

处方：柴胡 12g，黄芩 12g，法半夏 10g，桂枝 10g，磁石 20g（先煎），神曲 10g，生大黄 6g（先煎），生龙骨 30g（先煎），生牡蛎 30g（先煎），八月札 15g，郁金 15g，桃仁 9g，石菖蒲 6g，21 剂。水煎服，日一剂，早晚分服。

三诊（2019 年 9 月 5 日）：现注意力集中，能写文章，新作散文 4 篇，可在外语课上进行交流。服药前有独自暗笑，跟陌生人交流时有紧张，右手常有"提衣服"不自主动作，上述症状现均可控制。脉滑，舌边水滑。

处方：柴胡 12g，黄芩 10g，法半夏 10g，桂枝 10g，磁石 30g（先煎），神曲 10g，生大黄 6g，生龙骨 30g（先煎），生牡蛎 30g（先煎），石菖蒲 9g，郁金 10g，香附 10g，八月札 20g，桃仁 9g，青皮 10g，陈皮 10g，21 剂。水煎服，日一剂，早晚分服。

按：精神分裂症作为一种临床常见的重性精神疾病，多于青壮年起病，病程呈缓慢或亚急性，病因复杂，且临床表现多样，常表现为感知觉、思维、情感、意志行为及认知功能等障碍。在中医学中，该病属于"癫狂"范畴，元代朱丹溪提出痰致病说，认为"癫属阴，狂属阳""其大率多因痰结于心胸间"。中医学认为，该病主要病位在心脑，涉及肝、胆、脾、肾等，多因禀赋不足或情志所伤，脏腑阴阳失调，气血凝滞，或痰气郁结，或痰火互结，上扰心神，迷乱脑窍，使脑之神机叛乱所致。

本案患者与人对话易烦躁、表情淡漠、无缘由大笑，符合精神分裂症患者感情淡漠、情感反应不协调的感情障碍表现，同时其易激惹、抑郁等情绪也造成了其离群独处的社交和行为障碍。患者痰气郁结，蒙蔽心脑之窍，可见淡漠等阴性症状；郁而化火，可见烦躁等阳性症状。治当镇惊安神，理气化痰开窍。

三次诊疗均方用柴胡加龙骨牡蛎汤加味，该方出自《伤寒论》，主治往来寒热，胸胁苦满，烦躁惊狂不安，时有谵语，身重难以转侧。方中柴胡疏肝解郁以畅达气机；黄芩、大黄清热泻火，以除烦躁；法半夏燥湿化痰，以除痰郁；桂枝温阳利水行血；龙骨、牡蛎、磁石重镇安神。八月札又名预知子，可治疗精神失常，故配伍运用。一诊由于皮肤起疹，加金银花以清热疏风消疹。二诊情绪好转，偶有自笑，对事情有偏执，有不自主动作，脉沉实，考虑其证性为实，当进一步对邪气因势利导，加菖蒲、郁金、桃仁。菖蒲化痰开窍、化湿行气，郁金行气化瘀、清心解郁，桃仁破血行瘀、润燥滑肠，增强祛邪之力度。三诊好转明显，可写作交流，前方基础上加香附、青皮、陈皮，进一步疏畅气机，巩固再进。

七、被迫害妄想症

病案：被迫害妄想症（肝气郁结，痰气交阻证）

鲁某，男，26 岁。2020 年 9 月 22 日初诊。

主诉：幻听、焦虑 7 年余，加重 2 个月。

现病史：患者 2013 年因高考复读，压力大，出现幻听，常自觉同学在议论自己，在当地医院诊断为抑郁症，服用奋乃静 1 个月余，效果佳，后又复发，近 2 个月因找工作考研压力大，病情加重。现常有幻听，担心有人要迫害自己，平素睡眠不佳，早晨四五点钟即醒，时有恶心、头痛头晕，大便干，每 3 ～ 5天行一次，需用药物辅助通便，脉滑细数，苔水滑。

西医诊断：被迫害妄想症。

中医诊断：郁病（肝气郁结，痰气交阻证；气郁体质）。

治法：化痰理气，通便解郁。

处方：昆布 15g，海藻 15g，当归 10g，芦荟 3g，决明子 20g，紫菀 20g，黑丑 10g（另包），白丑 10g（另包），30 剂。水煎服，日一剂，早晚分服。

二诊（2020 年 10 月 21 日）：服上方后当天大便即通，现大便日行 3 ～ 5次，睡眠改善。仍时有恶心欲吐之感，脉滑细数，苔水滑。

处方：竹茹 12g，枳实 10g，法半夏 12g，陈皮 10g，制胆南星 6g，石菖蒲 9g，郁金 15g，紫菀 15g，21 剂。水煎服，日一剂，早晚分服。

三诊（2020 年 11 月 25 日）：幻听控制，未再觉得同学议论，情绪改善，过去没有笑脸，现在有愉悦感，与父母交流顺畅，晚间喜欢看电视节目。现大便干，排便不畅，有恶心感，脉滑数。

处方：苏叶 15g，黄连 10g，竹茹 15g，枳实 10g，法半夏 12g，制胆南星 6g，石菖蒲 9g，郁金 12g，金荞麦 30g，21 剂。水煎服，日一剂，早晚分服。

四诊（2021 年 3 月 2 日）：经前三诊，头晕头痛、被害妄想、幻听未作，便秘亦除。现自述有强迫症状，为求解数学题昼夜思考，至次日凌晨 4 点不能入睡，常向父母要钱进行网上购物。脉滑，苔水滑。

处方：全瓜蒌 30g，浙贝 10g，竹茹 10g，法半夏 10g，枳实 10g，茯苓 15g，柴胡 12g，白芍 10g，川芎 10g，香附 10g，郁金 12g，21 剂。水煎服，日一剂，早晚分服。

五诊（2021 年 4 月 22 日）：情绪稳定，强迫症状减轻，网上购物减少，亦停止强迫自己求解数学题的行为，大便通畅。但仍有焦虑，例如赴京就诊担心家中快递无人接收。

处方：僵蚕 10g，郁金 10g，石菖蒲 9g，瓜蒌 30g，浙贝 10g，法半夏 12g，黄连 10g，枳实 10g，竹茹 15g，30 剂。水煎服，日一剂，早晚分服。

按：被迫害妄想症是一种慢性进行且以有系统、有组织的妄想为主的疾病。从本案患者表现来看，时常幻听，觉得同学议论自己，担心有人迫害自己，属于被迫害妄想症、焦虑障碍。患者不论是曾经由于高考压力大发病，还是近期由于考研、找工作压力大复发，都体现了肝失条达、气机不畅的病机特点。气郁则津液凝聚为痰湿，痰湿蒙蔽心窍、阻滞清阳，表现为精神异常、被害妄想；痰气交阻，胃气上逆，出现恶心气逆；津液不布，肠腑不润，气机逆乱，腑气不降，则见大便干燥，排便困难。对于服用某些精神药物的患者，便秘也可能是药物副作用。病机本在肝气郁结，痰气交阻，而痰郁于内，气不得降，肠腑不畅，应予邪以出路。

初诊治当通便给邪以出路，方中昆布、海藻除顽痰散结；当归活血养血；芦荟清热燥湿；决明子润肠通便；紫菀通肺气，清上而通下，有提壶揭盖之意；二丑泻水通便，消痰涤饮。从理气、化痰、润燥、荡涤除热，多个角度治疗便秘，剂量严格控制，防止过度泻下。二诊便通，睡眠改善，大便次数较多，故停止通便，易法为疏肝解郁，清热化痰。方用温胆汤加减，枳实、陈皮理气宽中；竹茹渗湿化痰；胆南星清热化痰；菖蒲、郁金行气活血、化痰解郁开窍。三诊幻听得到控制，感觉有人议论得到控制，情绪好转，但仍有大便干、恶心，故在前方去陈皮、紫菀，加苏叶、黄连清热化湿，和胃止呕；加金荞麦清热化痰。四诊较前已隔3个月余，症状控制较好，本诊有强迫症状，拟蒌贝温胆汤与柴胡疏肝散加减，清热化痰、疏肝解郁并施。五诊情绪稳定，强迫症状减轻，上方加减再进，巩固疗效。纵观本案，神志失常往往与气郁、痰郁密切相关，若伴有便秘，应该以通为用，给邪出路，因势利导。

八、偏头痛

病案：偏头痛（肝胆气郁证）

栾某，男，52岁。2020年6月3日初诊。

主诉：左侧偏头痛30余年，加重3个月。

现病史：患者30年前因压力过大引起左侧偏头痛，时常感到搏动性疼痛，2015年治疗后有所缓解，平均2～3周发作一次。3个月前左侧偏头痛加重，每周发作1～2次。偶有耳鸣，无恶心欲吐感，无头晕；晨起口苦有异味；额头粉刺，面部痤疮，鼻头、印堂发红，食用辛辣食物刺激后加重；夜寐差，多梦；小便黄，大便不成形，每日一次；舌质淡红，苔黄腻，脉滑。

西医诊断：偏头痛。

中医诊断：偏头痛（肝胆气郁证；湿热体质）。

治法：和利肝胆，清热燥湿，疏风止痛。

处方：白芷10g，白芍12g，白芥子10g，川芎10g，香附10g，柴胡12g，郁李仁15g，夏枯草20g，30剂。水煎服，日一剂，早晚分服。

二诊（2020年7月30日）：服上方38剂，至今偏头痛发作5次。刻诊：左侧偏头痛较前缓解，发作间隔时间延长，疼痛程度减50%。面部痤疮，额部散在粉刺。

处方：白芷10g，白芍10g，白芥子9g，川芎10g，香附9g，柴胡10g，黄芩10g，郁李仁12g，夏枯草20g，白花蛇舌草30g，30剂。水煎服，日一剂，早晚分服。

三诊（2020年10月26日）：近1个月头痛仅发作2次，每次半天，疼痛程度较治疗前减轻50%～60%。面部痤疮，额部散在粉刺，苔中薄黄，脉微滑。

处方：芦根20g，生薏苡仁20g，冬瓜子15g，桃仁9g，白芷10g，白芍12g，白芥子10g，川芎20g，柴胡12g，黄芩12g，郁李仁10g，蔓荆子10g，白花蛇舌草30g，30剂。水煎服，日一剂，早晚分服。

四诊（2020年11月25日）：头痛控制，近1个月未发作。面部痤疮，额部粉刺，舌苔黄腻。

处方：上方去蔓荆子，加枇杷叶 15g，皂角刺 9g，板蓝根 15g，30 剂。水煎服，日一剂，早晚分服。

按：偏头痛是一种常见的慢性神经血管性疾病，其病情特征为反复发作、一侧或双侧搏动性的剧烈头痛，且多发生于偏侧头部，可合并自主神经系统功能障碍出现恶心、呕吐、畏光和畏声等症状。声光刺激或日常活动均可加重，安静环境下或休息时可缓解。该病反复发作，迁延难愈，发病机制尚未完全明确，主要有血管舒缩功能障碍、三叉神经血管反射学说等解释其发生的原因。中医学认为头痛是由于外感六淫或内伤不足，导致头部经脉绌急或失养，清窍不利所引起头部疼痛为特征的一种病证。

该患者因压力过大，情志失调，肝失疏泄，气郁化火，上扰清窍，发为头痛，遇风邪外袭、恼怒紧张等，经气不利加重，遇休息、情绪愉悦平稳等，经气不利缓解，故头痛时轻时重，反复发作，经久不愈。气郁化火，兼有湿气，湿热交织，故见口苦、小便黄、大便黏滞、舌苔黄腻、脉滑等象。治疗上应当从肝胆气郁的病机入手，采用和利肝胆、清热化湿、疏风止痛的治疗方法。

初诊治疗采用散偏汤加减。散偏汤出自《辨证录·头痛门》，由清代医家陈士铎所创，用于治疗郁气不宣，风邪袭于少阳经之半边头风。原方组成为川芎一两，白芍五钱，白芷五分，郁李仁一钱，香附二钱，柴胡一钱，白芥子三钱，甘草一钱。该方重用川芎祛风止痛，入肝胆经而行气活血，内和气机，为君药；柴胡、香附疏利肝胆，白芷散寒止痛，白芥子利气化痰、通络止痛，白芍、甘草缓急止痛，共为臣药；郁李仁通利二便，药性主降，可防川芎辛温升散之太过，且与川芎有升降相因之妙，为佐药；甘草又调和诸药为使药。诸药合施，祛风止痛，和肝利胆，被誉为治偏头痛天下第一妙方。针对患者气郁化火、湿热内蕴的情况，去甘草，加夏枯草，夏枯草入肝、胆经，可清肝泻火。二诊时，患者长达 30 年的偏头痛即有 50% 的改善，效不更方，加黄芩清热燥湿，泻火解毒，加白花蛇舌草清热解毒，利尿消肿，活血止痛，解其痤疮之苦。三、四诊时遵前方意，并针对其痤疮，治以《千金》苇茎汤加减。

九、眩晕

病案：眩晕（瘀血阻络，痰湿内蕴证）

姜某，男，40 岁。2019 年 4 月 24 日初诊。

主诉：头晕 2 年余。

现病史：久坐后头晕，时有欲摔倒感、站立不稳感，劳累后加重，休息后缓解。睡觉时打呼噜，有睡眠呼吸暂停综合征，头发出油多。平素每周饮酒 2～3 次，每次 1 斤白酒左右。大便日一行，黏滞不成形，解不尽感。舌淡红，苔薄白。颈椎 MRI 检查：颈椎轻度退行性改变，颈后椎体上缘许莫氏结节；颈 3～4、颈 4～5、颈 5～6 及颈 6～7 椎间盘膨出。MRA 检查：双侧颈动脉钙化，斑块形成，双侧大脑及动脉远端纤维化。生化检查：全血黏度高；甘油三酯 3.58mmol/L（参考范围：0.6～1.70mmol/L）。血压：120～130/80～90mmHg。

西医诊断：眩晕、颈椎间盘膨出、颈动脉硬化、高脂血症。

中医诊断：眩晕（瘀血阻络，痰湿内蕴证；痰湿兼夹血瘀体质）。

治法：活血通窍，化痰除湿。

处方：葛根 30g，丹参 20g，川芎 20g，赤芍 10g，昆布 15g，独活 10g，花椒 6g，橘红 15g，30 剂。水煎服，日一剂，早晚分服。

二诊（2019 年 5 月 29 日）：头晕已止。刻诊：睡眠时仍有呼吸暂停，久坐面部、唇部有麻木感，晨起手小指有麻木感，舌苔根黄腻，脉沉滑。

处方：葛根 20g，豨莶草 15g，茜草 15g，橘红 10g，昆布 15g，独活 10g，丹参 10g，21 剂。水煎服，日一剂，早晚分服。

按：头晕是临床最常见的症状之一，可分为头昏、眩晕、失平衡与晕厥前状态四种情况，其中头晕是总称，眩晕是其中的一种表现。眩晕是患者主体对静态的客体或自身位置产生"运动"的错觉感受，多为病理生理现象，表现为视物旋转或自身旋转感，也可有摇摆不稳、坠落感。眩晕可由梅尼埃病、前庭病变、良性阵发性位置性眩晕（耳石症）、颈椎病等多种疾病引起。中医学认为本病病位在清窍，可由气血亏虚、肾精不足，脑髓失养所致，或肝肾阴虚，肝阳偏亢，风阳上扰清窍，或痰浊、瘀血阻滞脑络，气血不能上荣头目，或外感风邪，扰动清窍。

本案患者颈部血供不畅，瘀血阻窍，脑络不通，脑失所养，表现出眩晕时作，久坐后气血不畅更甚；气血不荣于面部，见面部、唇部麻木感；气血不荣于四末，见手指发麻；经常饮酒，痰湿内蕴，亦可阻滞脑络，导致头晕，并可见舌苔黄腻，头发多油，睡觉打鼾。因此，采用活血通窍、化痰除湿的治疗方法。

初诊采用"头颈三药"——葛根、丹参、川芎，葛根风药之性，发散而升，主诸痹，善于治疗颈项僵痛；丹参善治血分，祛滞生新，祛瘀止痛，活血通经；川芎为血中之气药，上行头目，活血行气，祛风止痛，为治疗头痛之要药。赤芍加强活血祛瘀之效；独活祛风除湿，通痹止痛；昆布软坚散结，利水消痰；花椒温中散寒，除湿止痛；橘红散寒燥湿，利气消痰。全方以活血化瘀通络之法主治其头晕，以化痰除湿之法兼顾其痰湿内蕴。患者二诊头晕已止，效不更方，针对其手指发麻的情况，在初诊方的基础上略作加减，加入豨莶草祛风湿、利关节，茜草行血、活血、通经，继续巩固疗效。

（本节编者：梁雪　孟月　周瑶瑶）

第六节　风湿免疫性疾病

一、类风湿性关节炎

病案：类风湿性关节炎（肝血不足，寒凝血瘀证）

李某，女，22岁。2019年5月7日初诊。

主诉：左手关节伴双膝疼痛肿胀4月余。

现病史：2019年1月底出现左手食指、中指关节肿痛，握拳疼痛，双膝疼痛，晨僵。双足小趾肿，右足第一趾指关节肿，无法行走，2月11日于当地检测，类风湿因子（RF）237.9IU/mL。嘱前往上级医院就诊，其间针灸治疗效果明显，症状好转。后又复发，右手腕肿痛，活动不利。2月25日赴某医院就诊，类风湿因子（RF）423IU/mL，抗环瓜氨酸多肽抗体（抗CCP抗体）239RU/mL，平均红细胞体积（MCV）127.5fL，抗核抗体（IgG）阴性，1∶160，血沉（ESR）8mm/h，C反应蛋白（CRP）0.19mg/L。予甲氨蝶呤10mg口服，每周一次；叶酸片10mg、口服，每日一次；纷乐（硫酸羟氯喹片）0.2g口服，每日两次。服药后症状缓解，但时有反复。

刻下症：双膝疼、沉重，髌骨下明显，右手腕疼痛无法负重。右小指关节肿痛，右中指肿，蜷缩疼痛，右大指肿痛，色红。右手、双膝、双足晨僵，右足大趾、小趾、脚跟疼痛，时有气短心慌，心电图无异常，面生痤疮，多梦，二便可。

既往史：无高血压、冠心病等心脑血管疾病病史，无糖尿病、高脂血症等代谢性疾病病史。对塑料过敏，易起红疹。

个人史：月经15岁来潮，行经7～8天，周期21～22天，量中等，颜色鲜，有小血块。痛经，腹痛，腰痛，畏寒怕吹空调。

西医诊断：类风湿性关节炎。

中医诊断：痹证（肝血不足，寒凝血瘀证；湿热兼夹血瘀体质）。

治法：补血养肝，祛湿散寒，活血通络，强健筋骨。

处方：熟地黄 30g，炙麻黄 10g，白芥子 10g，当归 15g，白芷 10g，白芍 20g，地龙 10g，茜草 20g，30 剂。水煎服，日一剂，早晚分服。

二诊（2019 年 6 月 4 日）：晨僵及关节疼痛改善 30%，痤疮有所控制，气温 29℃仍身着秋衣长袖，右手腕、右足小趾微肿而痛，雨天甚，影响步履。类风湿因子由 4231IU/mL 降至 395IU/mL，月经行经 1 周，舌边红苔白腻，脉弦而数。

处方：熟地黄 30g，炙麻黄 10g，白芥子 10g，鹿角霜 12g，白芍 15g，当归 10g，茜草 20g，忍冬藤 20g，积雪草 20g，30 剂。水煎服，日一剂，早晚分服。

三诊（2019 年 7 月 11 日）：服用前方后手腕部关节疼痛减轻，可以持重物，足趾关节疼痛亦有缓解，痛经症状减轻。现膝关节以下、足踝部以上怕风畏寒，面部痤疮。

处方：熟地黄 30g，炙麻黄 10g，白芥子 10g，鹿角霜 10g，豨莶草 15g，威灵仙 10g，忍冬藤 20g，当归 10g，积雪草 20g，丹参 15g，生薏苡仁 20g，30 剂。水煎服，日一剂，早晚分服。

四诊（2019 年 9 月 15 日）：服用前方后复查类风湿因子下降为 153IU/mL，怕风畏寒缓解，手腕关节疼痛，活动正常，足踝痛减轻。脉滑而数，舌光淡红。

处方：熟地黄 30g，炙麻黄 10g，白芥子 10g，鹿角霜 10g，忍冬藤 20g，茜草 30g，生薏苡仁 20g，积雪草 30g，丹参 15g，虎杖 15g，30 剂。水煎服，日一剂，早晚分服。

按：类风湿性关节炎是一种病因未明的慢性、以炎性滑膜炎为主的系统性疾病。其特征是手、足小关节的多关节、对称性、侵袭性关节炎症，经常伴有关节外器官受累及血清类风湿因子阳性，可以导致关节畸形及功能丧失。中医对于类风湿性关节炎有着丰富的相关记载和临床治疗经验，类风湿性关节炎在中医学统属于"痹证"范畴，根据其临床表现，与中医古籍所记载的"历节病""白虎历节""骨痹""鹤膝风"等相似。焦树德教授首先提出"尪痹"之诊断，已纳入了《中华人民共和国中医药行业标准·中医病证诊断疗效标准》中。"尪"者意指足跛不能行、胫曲不能伸、身体羸弱的废疾；"痹"者闭也，乃闭塞不通之意。

《素问·痹论》云："风寒湿三气杂至，合而为痹也。"认为风寒湿邪侵袭为本病的病因。然"正气存内，邪不可干"，故而类风湿性关节炎发病主要内因是肝肾不足或劳累过度耗损正气，致素体正气亏虚，正气既虚，外邪易入侵，复感风寒湿，气血痹阻不行，关节闭塞或风寒湿热之邪留滞筋骨关节，久之损伤肝肾阴血，筋骨失养，故见关节肿痛、僵硬、屈伸不利、活动障碍。类风湿性关节炎正虚邪实反复演化，病情缠绵复杂，临床表现多变，给临床治疗带来困难。

类风湿性关节炎的治疗当以补血养肝、祛湿散寒、活血通络、强健筋骨为主。药用熟地黄补肝肾，炙麻黄、白芷发散风寒，白芥子除湿散寒，当归、白芍、茜草活血化瘀。类风湿性关节炎病邪深入，非寻常草本之品所能奏效，唯虫类药可入络建功。方用地龙通经活络，息风止痛。同时根据病程进展、病位深浅不同处以相应的方药。此类患者多见湿热体质，可兼夹不同程度瘀滞，治疗应兼顾体质、病证诸多方面。

二诊患者服药后晨僵及关节疼痛改善30%，去地龙。气温29℃仍身着秋衣长袖，雨天甚，加鹿角霜增强补肝肾之力。患者有痤疮，加忍冬藤、积雪草，清湿热，通络止痛。三诊服药后手腕部关节疼痛减轻，现膝关节以下、足踝部以上怕风畏寒，故加豨莶草、威灵仙祛风湿，通经络，改善筋脉拘挛，屈伸不利。患者面部痤疮，在前方基础上加丹参凉血活血，加生薏苡仁利湿清热。四诊复查类风湿因子下降为153IU/mL，在前方基础上加减，怕风畏寒缓解，去豨莶草、威灵仙，加茜草增强活血化瘀之功，加虎杖利湿清热解毒，散瘀止痛。治疗中标本兼顾，用方精妙，灵活化裁，临床疗效显著。

二、强直性脊柱炎

病案：强直性脊柱炎（肾虚督寒证）

张某，女，37岁。2015年5月6日初诊。

主诉：脊柱疼痛伴活动不利17年。

现病史：患者曾因脊柱疼痛，影响正常生活，于1998年前往某医院治疗，确诊为强直性脊柱炎，间断治疗无明显疗效。于2001年求助王老师治疗，治疗1年余，临床症状改善明显，疼痛不明显。2014年9月因胎停育行流产手术，术后强直性脊柱炎复发，脊柱疼痛明显，屈伸不利。

刻下症：脊柱疼痛明显，屈伸不利，弯腰受限。疲劳、脱发。饮食、二便尚可。实验室指标：人类白细胞抗原（HLA-B27）阴性，血沉（ESR）正常。影像学检查显示腰椎L3、L4融合。

西医诊断：强直性脊柱炎。

中医诊断：大偻（肾虚督寒证；湿热体质）。

治法：补肾壮骨，温通督脉，蠲痹通络。

处方：秦艽20g，土茯苓20g，萆薢15g，威灵仙12g，菟丝子20g，生薏苡仁 20g，川牛膝 10g，晚蚕沙 10g（包煎），忍冬藤 20g，延胡索 15g，怀牛膝 10g，肉苁蓉 20g，虎杖 15g，锁阳 12g，30 剂。水煎服，日一剂，早晚分服。

二诊（2015 年 6 月 8 日）：症状改善 80%。服药第 1 周，背部疼痛减轻。服药第 2 周，头部有时疼痛，休息不好，因出差停药 4 天。服药第 3 周，头部疼痛减轻，精神状态好转。服药第 4 周，偶尔头痛，只有休息不好时后背不适，精力较前好转。

处方：萆薢 20g，土茯苓 20g，生薏苡仁 20g，威灵仙 20g，肉苁蓉 30g，百合 30g，川牛膝 15g，锁阳 20g，秦艽 20g，细辛 3g，干地黄 20g，杜仲 10g，30 剂。水煎服，日一剂，早晚分服。

三诊（2015 年 7 月 27 日）：脊柱疼痛十减其七。近期因气候、劳累等致脊柱疼痛时时发作，伴有口渴（每天饮水 5000mL 左右），大便 2～3 日一行。脉沉，苔黄。

处方：生地黄、熟地黄各 20g，杜仲 10g，川牛膝 10g，鹿角胶 10g（烊化），黄柏 10g，锁阳 20g，肉苁蓉 30g，威灵仙 20g，萆薢 20g，百合 30g，秦艽 15g，地龙 10g，忍冬藤 20g，30 剂。水煎服，日一剂，早晚分服。

按：强直性脊柱炎是一种以累及中轴关节和肌腱韧带骨附着点的慢性炎症为主的全身性疾病，以炎性腰痛、外周关节炎、肌腱端炎等关节症状为主要特点，有时伴有前葡萄膜炎、虹膜炎，心血管、肺部等内脏疾病，以及骨质疏松等关节外症状。中医学将强直性脊柱炎归属于"痹证"范畴，古人称之为"骨痹""肾痹""龟背""历节风""大偻"等。

中医学认为本病的基本病机为肾精亏虚。2017 年版大偻（强直性脊柱炎）中医临床路径将本病分为两个基本证型：肾督寒凝证、肾虚湿热证。但临床实际情况，寒热错杂占多数。痹证的发生，主要由风、寒、湿、热之邪乘虚侵袭人体，引起气血运行不畅，经络阻滞；或病久痰浊瘀血，阻于经络，深入关节筋脉。一般多以正气虚衰为内因，风寒湿热之邪为外因。本病初起，以邪实为主，病位在肢体皮肤经络。久病多属正虚邪恋，或虚实夹杂，病位则深入筋骨或脏腑。

本案强直性脊柱炎的治疗以补肾壮骨、温通督脉、蠲痹通络为主要治法。药用菟丝子、锁阳、肉苁蓉补肾强督；佐以威灵仙、牛膝、秦艽祛风湿、通经络、止痹痛；患者为湿热体质，故用土茯苓、萆薢利湿热、解痹痛；延胡索活血行气止痛；忍冬藤清热解毒、疏风通络；晚蚕沙祛风除湿，和胃化浊；虎杖清热解毒，破瘀通经。根据病程进展、病位深浅不同处以相应的方药。同时要考虑解除疼痛、缓解症状。此类患者多为湿热体质，兼夹不同程度瘀滞，治疗应兼顾体质、病证诸多方面。

患者服药 1 个月后症状改善了 80%，因此，去晚蚕沙、虎杖，减清热解毒、祛风除湿之力，加地黄、杜仲固本强肾，细辛散风寒、通络止痛。王老师指出，强直性脊柱炎应考虑温通督脉，用杜仲、鹿角胶、锁阳，但患者口干、便秘，有火，用地黄滋肾阴，忍冬藤、地龙等清热蠲痹，便秘用肉苁蓉，可参考《医学衷中参西录》中虎潜丸滋阴降火、强健筋骨的制方思路。

（本节编者：孙紫薇　周瑶瑶）

第七节　过敏性疾病

一、过敏性鼻炎

病案：过敏性鼻炎（伏热上扰，异气外侵证）

张某，女，49 岁。2018 年 1 月 25 日初诊。

主诉：流涕、打喷嚏 10 余年。

现病史：患者 10 余年前因房屋装修导致过敏性鼻炎，流涕，量多，如清水样，打喷嚏，鼻塞，鼻痒，常年性发作。平素怕冷，手脚冰凉，纳可，眠佳，大便干，小便正常。月经正常。脉滑微数，苔薄滑。

西医诊断：过敏性鼻炎。

中医诊断：鼻鼽（伏热上扰，异气外侵证；过敏兼气虚体质）。

治法：清透伏热，散邪通窍，益气固表。

处方：乌梅 20g，蝉蜕 10g，赤芝 10g，防风 10g，辛夷 10g（包煎），苍耳子 6g，百合 20g，禹白附 10g，蜂房 10g，猪苓 15g，泽泻 10g，生薏苡仁 20g，30 剂。水煎服，日一剂，早晚分服。

二诊（2018 年 10 月 9 日）：2018 年 1 月服药后症状控制，近期受寒后鼻炎又作，鼻流清涕，量多，打喷嚏，眼痒，脉微滑，苔根黄。

处方：黄芪 30g，白术 12g，防风 15g，乌梅 15g，蝉蜕 10g，赤芝 10g，辛夷 10g（包煎），苍耳子 9g，百合 30g，猪苓 15g，泽泻 12g，30 剂。水煎服，日一剂，早晚分服。

三诊（2019 年 4 月 23 日）：服前方 30 剂，半年未发作，少腹部有寒凉感，进食生冷食物后胃脘部不舒，大便偏干，脉滑微数，苔边水滑，根薄黄腻，拟方巩固。

处方：黄芪 30g，白术 12g，防风 15g，乌梅 15g，蝉蜕 10g，赤芝 10g，辛夷 10g（包煎），苍耳子 9g，高良姜 10g，30 剂。水煎服，日一剂，早晚分服。

按：过敏性鼻炎是机体接触致敏原后主要由 IgE 介导的并有多种免疫活性细胞和细胞因子等参与的鼻黏膜非感染性炎性疾病，患者每因感受致敏原（如粉尘、花粉、尘螨、冷空气）而引发。中医学认为，本病由于患者平素为过敏体质，伏热蕴肺，复感外邪，外邪引发肺中伏热，热气灼肺，肺失通调水道，津液凝聚为痰饮清涕，火性炎上急迫，逼迫清涕未能化为黄涕即外流于鼻窍，鼻为肺之门户，外邪引动肺中伏热上干鼻窍，因此表现为鼻痒、喷嚏、鼻塞、流清涕等鼻窍不利之象。

本案患者因房屋装修而感受致敏原，出现鼻塞、鼻痒、流涕、打喷嚏等鼻窍不利的症状，符合该病病因病机。患者属于过敏体质，平素有伏热蕴肺，流涕如清水样，看似寒象，实为肺热炽盛，肺失通调水道，水液凝聚为清涕，加之火性急迫，导致清涕未能化为黄涕而流出鼻腔，因此不能见鼻流清涕而按肺寒论治。因为此患者为过敏体质，外邪引发，鼻窍不利，治宜清透伏热，散邪通窍。患者二诊受寒后鼻炎又作，因其对冷空气过敏而致，故又需益气固表。

方中用乌梅、蝉蜕敛肺散邪、抗过敏。过敏体质是过敏性鼻炎发生的内因，因此在防治时一定要兼顾过敏体质。赤芝性平可补五脏之气，是天然免疫调节剂，防风辛温散风祛湿，可抗过敏。现代药理研究发现，乌梅、蝉蜕具有抗过敏作用。另外，乌梅、蝉蜕祛风止痒，两药一收一散，调节肺的宣降功能。辛夷、苍耳子宣通鼻窍、散邪祛风。百合能够养阴润肺，补充肺热灼伤之肺阴。禹白附辛温，祛风痰，通利鼻窍。蜂房甘平，可纳逆气。猪苓甘平、泽泻甘寒、生薏苡仁甘寒，均可健脾利湿清热。患者平素怕冷且受寒鼻炎发作，故兼气虚体质，因此二诊加玉屏风散（黄芪、白术、防风）益气固表。三诊少腹部有寒凉感，故加高良姜温中散寒。患者三诊前后调治一年余，过敏体质兼气虚体质得到了纠正。

二、过敏性哮喘

病案：过敏性哮喘（肺气郁闭，肺热内蕴证）

赵某，女，29 岁。2017 年 12 月 6 日初诊。

主诉：咳嗽、喘息 1 年余。

现病史：1 年前患者于印刷厂工作时突发咳嗽、咳痰，伴喘息，持续半个月症状未见缓解，于当地医院就诊，诊断为"过敏性咳嗽、过敏性哮喘"，经治疗后症状缓解。后因家中盖房接触水泥，咳嗽又作，伴有喘息、胸闷，夜间为甚，严重影响睡眠，于王老师门诊就诊。刻下症见咳嗽、咳痰，痰色白为泡沫状，不易咳出，伴喘息、胸闷，夜间为甚，不可平卧，遇刺激性气味及冷热空气时咳喘加重，现服富马酸酮替芬片，每日 1 片，沙美特罗替卡松粉吸入剂，每日 1 吸，硫酸沙丁胺醇吸入气雾剂，每日 1 吸，控制症状。患者平素易乏力、疲劳，怕冷，纳少易饥，口干，饮水不解，眠可，大便 2～3 日一行。13 岁月经至，经期 3 天，月经周期 29～31 天，经量偏少，色暗，有血块。舌红，苔白腻，脉滑。

西医诊断：过敏性哮喘。

中医诊断：哮病（肺气郁闭，肺热内蕴证；过敏体质）。

治法：宣肺平喘，清热化痰，脱敏调体。

处方：乌梅 20g，蝉蜕 10g，赤芝 10g，防风 10g，僵蚕 9g，炙麻黄 10g，杏仁 10g，生石膏 30g（先煎），炙甘草 6g，金荞麦 20g，石韦 15g，30 剂。水煎服，日一剂，早晚分服。

二诊（2018 年 1 月 23 日）：服前方 3 天即不咳不喘，激素药已全停用。近两日夜间有轻微咳喘。苔白腻，脉滑。拟方巩固。

处方：乌梅 20g，蝉蜕 10g，赤芝 10g，防风 12g，僵蚕 10g，炙麻黄 10g，杏仁 12g，生石膏 30g（先煎），炙甘草 6g，石韦 20g，蛇床子 6g，仙鹤草 20g，30 剂。水煎服，日一剂，早晚分服。

经随访，上方持续服用 3 月余，病情控制稳定。

按：哮喘是由多种细胞包括气道的炎性细胞、结构细胞和细胞组分参与的气道慢性炎症性疾病。这种慢性炎症导致气道高反应性，通常出现广泛多变的可逆性气流受限，并引起反复发作性的喘息、气急、胸闷或咳嗽等症状，常在夜间和（或）清晨发作、加剧，多数患者可自行缓解或经治疗后缓解。中医学认为患者因有"宿痰"，痰湿蕴肺，当宿痰遇到外邪（致敏原）激发即引发哮喘，痰气相击则喉中痰鸣。

本案例中患者咳嗽、喘息，咳白色泡沫痰，平素怕冷，苔白腻，看似为肺寒之象，实则为肺气郁闭化热导致的肺失宣降。患者宣肺开表的能力减弱，感受风寒之邪或遇到刺激气味后容易郁而化热，壅遏于肺，导致肺中热盛，气逆津伤而引发哮喘。患者发作时胸膈满闷、呼吸急促，甚至喘息不能平卧等表现，也是肺气郁闭失于宣发肃降的表现，肺热内蕴、肺气郁闭是其主要病机。治疗此病应抓住其主导病机，以宣肺平喘、清热化痰、脱敏调体为法。

该病处方以乌梅、蝉蜕、赤芝、防风四药同用，散收并用，脱敏调体，改善患者特禀之体。方选麻杏石甘汤泻肺平喘。麻黄辛温宣肺开表，使里热外达以平喘，兼散表邪；石膏重用，辛寒清泄肺热，兼透热生津；杏仁肃降肺气以助麻黄平喘逆；炙甘草调和药性兼止咳。加僵蚕息风解痉，化痰平喘，金荞麦、石韦增强清肺化痰之功，金荞麦辛凉也可清热解毒。二诊时激素药已停用，偶咳喘，效不更方，拟方巩固，稍作加减。患者咳喘日久，前方去金荞麦，加仙鹤草以补虚敛肺止咳，加蛇床子温肾固本，平喘降逆，现代药理表明蛇床子具有祛痰和抗过敏作用，为王老师治疗哮喘的专药。治疗该病与调体相结合，故效佳且快速。

三、异位性皮炎

病案：异位性皮炎（湿热浸淫证）

肖某，女，27岁，山东烟台人。2018年6月20日初诊。

主诉：全身泛发性皮损、瘙痒20余年。

现病史：异位性皮炎全身均有分布，发红，瘙痒，多处皮损，皮肤变粗糙。四肢关节易出汗处严重，夏天加重。轻微怕冷，纳眠可，二便正常。脉滑微数，苔根黄。过敏性鼻炎7年，遇冷空气或刺激性气味易激发。

西医诊断：异位性皮炎。

中医诊断：湿疮（湿热浸淫证；湿热兼夹过敏体质）。

治法：脱敏调体，清热利湿，祛风止痒。

处方：乌梅15g，蝉蜕10g，赤芝10g，防风12g，白鲜皮15g，徐长卿20g，土茯苓20g，生薏苡仁20g，马齿苋20g，辛夷10g（包煎），苍耳子9g，30剂。水煎服，日一剂，早晚分服。

外用方：千里光30g，苦参20g，当归15g，30剂。煎水外洗。

二诊（2018年8月1日）：患者自诉异位性皮炎稍有缓解，颈后皮炎、皮损改善30%，瘙痒程度减20%。过敏性鼻炎轻微缓解。脉滑，舌微胖，苔薄白。

处方：乌梅15g，蝉蜕10g，赤芝10g，防风10g，土茯苓20g，白鲜皮15g，徐长卿20g，青黛10g（包煎），夜交藤20g，苍耳子10g，30剂。水煎服，日一剂，早晚分服。

三诊（2018年9月5日）：刻诊颈后皮炎、皮损改善60%，但皮肤角化增厚仍同前，瘙痒间断发作，双手指背、腿部皮肤干裂。脉滑微数，苔薄白。

处方：乌梅15g，蝉蜕10g，赤芝10g，防风15g，牡丹皮10g，白鲜皮15g，冬瓜皮20g，土茯苓20g，徐长卿20g，青黛10g（包煎），夜交藤20g，女贞子20g，30剂。水煎服，日一剂，早晚分服。

外用方：千里光30g，苦参15g，当归20g，败酱草20g，30剂。煎水外洗。

四诊（2019 年 1 月 8 日）：异位性皮炎皮损有改善 30%，刻下口干、眼干、皮肤干。苔薄白，脉滑。

处方：当归 10g，苦参 10g，夜交藤 20g，忍冬藤 20g，水牛角 20g，土茯苓 20g，紫草 10g，白鲜皮 10g，干地黄 20g，牡丹皮 10g，玄参 15g，女贞子 20g，30 剂。水煎服，日一剂，早晚分服。

五诊（2019 年 5 月 8 日）：颈后皮损愈 85%，仍有皮肤干，肘窝、腘窝皮损改善，手背部、腕部仍见皮损。

处方：当归 10g，苦参 10g，白鲜皮 15g，土茯苓 20g，紫草 10g，首乌片 20g，桑白皮 15g，赤小豆 20g，金银花 15g，30 剂。水煎服，日一剂，早晚分服。

外用方：千里光 30g，当归 20g，苦参 10g，败酱草 20g，30 剂。煎水外洗。

六诊（2019 年 6 月 25 日）：肘窝、腘窝、腕关节处尚见少量皮损。鼻尖处脓包型痤疮。脉弦细，舌淡微胖。

处方：乌梅 15g，赤芝 10g，防风 12g，夜交藤 20g，白鲜皮 12g，紫草 10g，土茯苓 20g，水牛角 20g，忍冬藤 20g，积雪草 20g，30 剂。水煎服，日一剂，早晚分服。

按：异位性皮炎，又称特应性皮炎，是一种慢性、复发性、炎症皮肤病，临床上以皮肤干燥、剧烈瘙痒和湿疹样皮疹为特点。病因目前尚未明确，可能与遗传、免疫异常、环境及皮肤屏障功能异常有关。常反复发作，夜间瘙痒严重，可影响睡眠，严重影响日常生活。临床多采用外用药物。中医学认为其病机为禀赋不耐，腠理不固，风湿热邪阻滞肌肤，湿从热化，出现皮损色红且瘙痒。患者禀赋不耐的过敏体质是其发病内因。

患者同时患有异位性皮炎与过敏性鼻炎，为典型过敏性体质。皮炎全身均有分布，发红，瘙痒，多处皮损，皮肤变粗糙，符合该病病因病机。患者素体禀赋不耐，湿热浸淫，故出现皮肤皮损、瘙痒、粗糙。治疗该病应以脱敏调体，清热利湿，祛风止痒为治疗原则。

本方乌梅、蝉蜕、赤芝、防风为基本调体方，纠正过敏体质。白鲜皮、徐长卿祛风止痒，土茯苓、马齿苋清热解毒祛湿，冬瓜皮、生薏苡仁清热燥湿，青黛、紫草清热解毒凉血，夜交藤、女贞子、当归、何首乌滋阴养血润燥，积雪草清热解毒、利湿止痒，水牛角清热凉血解毒，辛夷、苍耳子通利鼻窍，改善过敏性鼻炎。外洗方千里光散风热洗疮毒，苦参清热燥湿，当归养血，败酱草祛瘀清热，外洗可缓解皮损瘙痒。本病内外标本兼治，调体和治疗同步，经过六次诊疗，皮损完全得以控制，后续巩固可防止复发。

四、日光性皮炎

病案：日光性皮炎（禀赋不耐，血热内扰证）

赵某，女，59岁。2019年6月25日初诊。

主诉：紫外线过敏5年余。

现病史：2015年因紫外线过敏就诊于国医堂王老师，服用中药5个月余，2016、2017年未发作，2018年轻度发作，2019年4月出现皮肤瘙痒，在家对紫外线照射尚可耐受，出门坐车需用遮光布。刻诊：接触紫外线后脸部、颈部出现红疹、瘙痒。平素怕冷，乏力、气短，活动后加重。多梦，纳可。大便不成形，每日一行，黏马桶。脉细，苔薄腻。

既往史：2008年行甲状腺全切术。

西医诊断：日光性皮炎。

中医诊断：日晒疮（禀赋不耐，血热内扰证；过敏体质）。

治法：脱敏调体，凉血解毒。

处方：当归10g，女贞子20g，紫草15g，旱莲草15g，夜交藤20g，乌梅15g，蝉蜕10g，赤芝10g，防风12g，30剂。水煎服，日一剂，早晚分服。

二诊（2019年7月25日）：以前打伞出门，难以耐受，现打伞仅有痒感，多梦。脉细，苔薄腻。

处方：乌梅15g，蝉蜕10g，赤芝10g，防风10g，紫草10g，徐长卿20g，女贞子20g，黄连片20g，夜交藤20g，当归10g，30剂。水煎服，日一剂，早晚分服。

三诊（2019年9月3日）：经上述治疗前，出门需打伞、穿防晒衣物并涂抹防晒霜，现可不涂防晒霜，不用穿防晒衣物。现有眼干、口干、鼻干，查有干燥综合征。

处方：乌梅15g，蝉蜕10g，赤芝10g，防风12g，女贞子20g，旱莲草20g，紫草15g，徐长卿20g，当归10g，夜交藤20g，石斛20g，30剂。水煎服，日一剂，早晚分服。

一年后随访，未再发作。

按：日光性皮炎是指皮肤过度暴露于紫外线下所产生的炎症反应，真皮内血管扩张、渗透性增加，患处皮肤可出现红肿、灼热、疼痛等症状。中医称其为日晒疮，是由于机体禀赋偏弱，腠理不密，皮肤暴露后，热毒内侵，邪热与气血相搏而发病。本病与患者过敏体质密切相关，因其对日光敏感，对紫外线过敏，相对于可正常日晒的普通人来说更容易被日晒灼伤，其体质禀赋较弱。

本案患者2015年因紫外线过敏调理后未发作，2018年、2019年再次发作，符合过敏容易反复发作的特点。患者接触紫外线后面颈部出现红疹、瘙痒，属于典型的日光性皮炎症状，符合该病的病因病机。平素禀赋不耐，接触紫外线后，热毒内侵，热伏血分，壅盛成毒，热毒损伤络脉，络伤血溢，留滞于皮肤，故出现红疹、瘙痒，治疗宜脱敏调体，凉血解毒。

治疗以乌梅、蝉蜕、赤芝、防风纠正过敏体质，从根本上调理过敏体质。当归甘温，活血养血润燥，紫草甘寒，清热凉血、解毒透疹，徐长卿祛风止痒，夜交藤祛风通络且抗过敏，二至丸（女贞子、旱莲草）养血滋阴。三诊患者有眼干、口干、鼻干等干燥综合征症状，故加石斛滋养胃阴、生津液。本案调理两月余，纠正了过敏的偏颇体质，患者可以正常日晒，使紫外线过敏得以消除。

五、湿疹

病案：湿疹（禀赋不耐，湿毒浸淫证）

汪某，女，55 岁。2020 年 1 月 14 日初诊。

主诉：皮疹 1 年余，加重半年。

现病史：1 年前双手及上肢内侧出现皮损，瘙痒，渗液，于当地医院诊断为"湿疹"，外用激素及消炎药膏，内服抗过敏药物后逐渐缓解。2019 年 5 月右足跟腱处出现湿疹，外用药膏及内服抗过敏药物后仍不能控制，11 月腹部新发散在红疹，行肝脏结石（腹腔镜）术后，满腹及后腰部暴发点状红疹，颈部及腋下亦出现皮疹。刻下见颈部红色皮疹成片，腋下、双上肢前臂、腹腰、腹股沟、大腿、脚踝处均有红疹，表面皮屑、粗糙及血痂，偶有渗液，瘙痒难耐。舌质红，苔薄黄腻，脉滑数。

西医诊断：湿疹。

中医诊断：湿疮（禀赋不耐，湿毒浸淫证；湿热兼夹过敏体质）。

治法：脱敏消风，清热利湿，凉血解毒。

处方：乌梅 20g，蝉蜕 15g，赤芝 10g，防风 12g，徐长卿 20g，紫草 10g，生地黄 15g，土茯苓 20g，白鲜皮 15g，牡丹皮 10g，马齿苋 30g，冬瓜皮 20g，30 剂。水煎服，日一剂，早晚分服。

二诊（2020 年 6 月 10 日）：症状缓解一半。

处方：白鲜皮 15g，地骨皮 20g，冬瓜皮 20g，牡丹皮 10g，紫草 10g，马齿苋 20g，忍冬藤 15g，首乌藤 15g，当归 10g，苦参 6g，30 剂。水煎服，日一剂，早晚分服。

三诊（2020 年 7 月 30 日）：服前方 1 个月，症状缓解 2/3，剩余 1/3。刻下：

右下肢皮疹，脱屑，瘙痒，结块，色稍红，腰部不痒，色黯，二便正常，夜寐差。

处方：当归 10g，苦参 10g，乌梅 15g，蝉蜕 10g，赤芝 10g，防风 15g，紫草 15g，白鲜皮 10g，土茯苓 20g，生薏苡仁 20g，猪苓 15g，泽泻 10g，茵陈 10g，甘松 10g，30 剂。水煎服，日一剂，早晚分服。

四诊（2020 年 9 月 22 日）：今诊皮疹控制其半（剩余皮疹集中于右下肢）。心悸及睡眠均趋正常。诉既往有过敏性鼻炎病史，变异性哮喘近期发作。

处方：当归 12g，苦参 9g，土茯苓 20g，白鲜皮 15g，辛夷 10g（包煎），苍耳子 9g，蜂房 10g，百合 30g，21 剂。水煎服，日一剂，早晚分服。

按：湿疹是一种常见的过敏性炎症性皮肤病，以皮疹多样性，对称分布，剧烈瘙痒，反复发作，易演变成慢性为特征，可发生于任何年龄、任何部位、任何季节，但常在冬季以后复发或加剧。西医学认为湿疹属于变态反应性疾病，患者属于过敏体质。中医学认为本病是由于禀赋不耐，气血不足或者阴虚内热导致肌肤腠理不固，不能耐受外界风湿毒邪的侵袭而发病。

本案患者 1 年前开始出现皮损，瘙痒，渗液，反复发作，现四肢、躯干各处均有红疹，表面皮屑、粗糙及血痂，偶有渗液，瘙痒难耐，符合该病典型临床表现。患者禀赋不耐，湿浊内生，浸淫皮肤。风性开泄，导致腠理疏松，湿热之邪乘虚而入，蕴于肌肤发为湿疹，瘙痒多是由于风邪所致。湿邪蕴久化热，湿从热化，湿热浸淫肌肤，表现为皮肤起红色丘疹，瘙痒出血，皮肤湿烂。湿热浸淫，故舌质红，苔薄黄腻，脉滑数。治疗宜标本兼顾，抗过敏，同时清热利湿，凉血解毒。

方中以乌梅、蝉蜕、赤芝、防风，纠正过敏体质，调体治疗。辛温之品徐长卿，祛风止痒，苦寒之品苦参，清热燥湿，祛风杀虫。且苦参与徐长卿、土茯苓同用，加强止痒功效。土茯苓、马齿苋清热解毒祛湿，冬瓜皮清热燥湿，紫草、地骨皮、牡丹皮清热凉血，白鲜皮凉血消风，忍冬藤清热解毒疏风，首乌藤、当归、生地黄养阴润燥。生薏苡仁健脾祛湿，清热排脓。诸药相配，共奏清除体内湿热、凉血解毒之效。三诊夜寐差，故加甘松开郁醒脾而助眠，四诊鼻炎、哮喘发作，故加辛夷、苍耳子宣通鼻窍、散邪祛风，百合养阴润肺。纵观整个疗程，标本兼顾，故使皮疹消除且不易反复。

六、过敏性紫癜

病案：过敏性紫癜（禀赋不耐，热毒伤络证）

李某，男，21 岁。2018 年 1 月 31 日初诊。

主诉：双下肢皮疹、出血 12 年。

现病史：患者 9 岁时始患过敏性紫癜，双下肢皮疹、出血，发酸，12 岁时再犯，2017 年 3 月第三次复发。平素手脚凉，怕冷，乏力。脉滑数，苔黄腻。

西医诊断：过敏性紫癜。

中医诊断：肌衄（禀赋不耐，热毒伤络证；过敏体质）。

治法：脱敏祛风，清热凉血止血。

处方：乌梅 20g，蝉蜕 10g，赤芝 10g，防风 10g，连翘 20g，黄柏 10g，紫草 10g，生甘草 6g，生薏苡仁 15g，徐长卿 20g，白茅根 15g，30 剂。水煎服，日一剂，早晚分服。

二诊（2018 年 4 月 25 日）：原两下肢发酸、皮疹，自感疲乏，下肢不适，服前方以来，下肢发酸减轻，皮疹较前控制。舌淡红，脉弦滑微数。

处方：乌梅 20g，蝉蜕 10g，赤芝 10g，防风 10g，连翘 20g，黄柏 10g，紫草 10g，生甘草 6g，生薏苡仁 15g，徐长卿 20g，白茅根 15g，虎杖 10g，升麻 10g，醋鳖甲 20g，茜草 15g，忍冬藤 20g，30 剂。水煎服，日一剂，早晚分服。

三诊（2018 年 6 月 6 日）：过敏性紫癜皮疹、出血控制近 2 个月，下肢酸感减轻。舌体大，舌下静脉微暗，脉弦细。仍投前方继图，清热凉血止血。

处方：乌梅 15g，蝉蜕 10g，赤芝 10g，防风 10g，连翘 20g，黄柏 10g，紫草 10g，生甘草 6g，忍冬藤 20g，虎杖 20g，茜草 15g，牡丹皮 10g，白茅根 15g，30 剂。水煎服，日一剂，早晚分服。

四诊（2018 年 7 月 18 日）：自服 4 月 25 日方以来，至今有近 3 个月，皮疹、出血一直控制，近半个月中下肢处有两处小出血点隐现，脐下有不适。脉滑，苔微腻。

处方：乌梅 15g，蝉蜕 10g，赤芝 10g，防风 10g，夜交藤 20g，忍冬藤 20g，紫草 15g，连翘 20g，虎杖 15g，30 剂。水煎服，日一剂，早晚分服。

五诊（2018 年 8 月 22 日）：中下肢处有一处小出血点已消失。8 月初感冒，咽痛，干痒。脉弦而数，苔腻。

处方：乌梅 15g，蝉蜕 10g，赤芝 10g，防风 10g，夜交藤 20g，黄柏 15g，虎杖 12g，紫草 10g，连翘 20g，牡丹皮 10g，金莲花 10g，牛蒡子 10g，30 剂。水煎服，日一剂，早晚分服。

按：过敏性紫癜是临床上较为常见的变态反应性出血性疾病，主要是由于机体对某些致敏物质发生变态反应，引起毛细血管的通透性、脆性增高，导致出血。临床特点为皮肤瘀点，对称分布，分批出现，大小不等，颜色深浅不一，可融合成片。西医以抗过敏及激素治疗该病，但易出现较严重的副作用，目前尚无较为安全、有效的方法。过敏性紫癜属于中医"肌衄""葡萄疫""血证"等范畴，中医认为本病由于患者平素阴虚，阴虚则内热，内热侵入血分，导致血热。当感受外来之风热毒邪时，两热相加即迫血妄行，发为紫癜。而过敏体质是过敏性紫癜发生的前提。

本案患者过敏性紫癜反复发作，双下肢皮疹、出血，脉滑数，苔黄腻，表明其素体阴虚内热，热伏血分，外感风热毒邪，风热与血热相搏，壅盛成毒，热毒损伤络脉，络伤血溢，离经之血即为瘀血。瘀血留滞于皮肤，即表现为紫斑。热毒炽盛则络伤血溢，风热毒邪入侵，热毒郁蒸于肌肤，致使邪热炽盛，血热妄行，络脉受损，血溢络外而致病，因病致瘀，或因瘀为病，瘀血阻塞经络，使气血不运，血溢脉外，引起新的出血，从而使本病易反复发作，难以速愈。治疗宜标本兼顾，采用脱敏祛风、清热凉血止血之法。

本方乌梅、蝉蜕、赤芝、防风为基本调体方，纠正过敏体质。苦凉之品连翘清热解表，苦寒之品黄柏清热泻火燥湿。取升麻鳖甲汤中升麻和鳖甲，升麻解表透疹，清热解毒，疏散风热毒邪，鳖甲滋阴清热，消凝瘀，破癥瘕，两药合用，也可解毒散瘀。紫草、茜草凉血止血，牡丹皮凉血散瘀，清透血分伏热；生薏苡仁、徐长卿、白茅根清热燥湿。虎杖祛风利湿、散瘀，忍冬藤清热解毒通络。五诊患者感冒咽痛，加金莲花、牛蒡子疏风透热又可缓解咽痛干痒。生甘草清热解毒，调和诸药。纵观全方，具有双解表里之热、凉血散瘀而不留瘀、体病同调的特点，故能使症状消除而无反复。

（本节编者：陈雪梅　邵冬梅）

第八节　妇科疾病

一、功能性子宫出血

病案：崩漏（血瘀证）

张某，女，41岁。2018年6月6日初诊。

主诉：间断阴道不规则出血19年。

现病史：患者既往月经规律，周期28～30天，经期7天，量中，色鲜红，血块少，无痛经。19年前患者与同事发生争吵后阴道出血量多，夹大量血块，不能自止，无腹痛，偶有头晕。之后阴道不规则出血反复发生，出血量时多时少、不能自止，多次就诊于当地医院，曾给予黄体酮及中药口服治疗，效果欠佳。上次月经2018年4月30日，点滴出血，10天血止。本次月经5

月 27 日，量大，血块多，持续至今。刻下症：月经第 11 天，阴道出血量大，色暗，血块多，无腹痛腰酸，纳眠可，二便调。体型丰腴，舌体胖大、紫黯，尖部有瘀点，脉沉涩。

既往史：抑郁状态 19 年，间断服用抗抑郁药物，现病情平稳。既往诊断为子宫平滑肌瘤、宫颈纳氏囊肿、卵巢囊肿、高脂血症，未治疗。4 年前两次辅助生殖均失败。

西医诊断：功能性子宫出血，子宫肌瘤。

中医诊断：崩漏、癥瘕（血瘀证；痰湿体质兼夹血瘀体质）。

治法：活血化瘀，收涩止血。

处方：乌梅 20g，贯众 15g，海螵蛸 20g，茜草 10g，鹿衔草 20g，制苍术 20g，炙水蛭 3g，三七粉 3g（冲服），大黄炭 9g，荆芥炭 9g，14 剂。水煎服，日一剂，早晚分服。

二诊（2018 年 6 月 20 日）：服前方 6 日后，出血停止。脉沉细，舌红，苔有裂纹。师书：化瘀止血。

处方：桂枝 10g，茯苓 10g，牡丹皮 10g，赤芍 9g，桃仁 6g，乌梅 20g，海螵蛸 20g，茜草 10g，鹿衔草 20g，制苍术 20g，炙水蛭 3g，贯众 15g，三七粉 3g（冲服），21 剂。水煎服，日一剂，早晚分服。

三诊（2018 年 7 月 11 日）：6 月 12 日至今无阴道出血。拟方调经活血消癥。

处方：桂枝 10g，茯苓 10g，牡丹皮 10g，赤芍 10g，桃仁 9g，制苍术 20g，炙水蛭 3g，乌梅 20g，贯众 15g，茜草 15g，海螵蛸 15g，益母草 15g，香附 10g，21 剂。水煎服，日一剂，早晚分服。

四诊（2018 年 8 月 1 日）：7 月 12 日～8 月 1 日月经未至。体型偏胖。舌胖，苔有裂痕，脉沉滑。师书：予消癥调经，调血脂，拟桂枝茯苓丸加味。

处方：桂枝 10g，茯苓 10g，牡丹皮 10g，赤芍 10g，桃仁 10g，藁本 20g，制苍术 20g，红曲 12g，绞股蓝 30g，21 剂。水煎服，日一剂，早晚分服。

五诊（2018 年 8 月 22 日）：前投桂枝茯苓丸消癥，8 月 3 日月经来潮，7 日血止，量少，色鲜。体型丰腴（72kg），脉沉滑，舌胖。原意再进。

处方：桂枝 10g，茯苓 10g，牡丹皮 10g，赤芍 10g，桃仁 9g，藁本 20g，炙水蛭 3g，制苍术 20g，红曲 12g，绞股蓝 30g，昆布 12g，30 剂。水煎服，日一剂，早晚分服。

按：功能性子宫出血主要是由于神经内分泌系统失调而不是由生殖器官器质性病变等引起的异常子宫出血，是指月经的频率、规律性、经期出血量或持续时间与正常月经不同的子宫出血。其是一种常见的妇科症状，约 30%

的女性会出现功能性子宫出血，青少年或绝经前女性中更为常见，超重的女性其患病率也较高。本病属于中医学"崩漏"范畴，即指经血非时暴下不止，或淋漓不尽，前者为"崩中"，后者为"漏下"。本病多由虚、热、瘀所致，前期多实，渐致虚实夹杂。无论"崩中"还是"漏下"，塞流止血是第一要务，而后再澄源、复旧。本案治疗重在收敛止血，兼以活血化瘀。

师以《内经》古方"四乌贼骨一芦茹丸"加味。其中，乌贼骨，即海螵蛸，长于止血，亦能活血；"芦茹"，后世多谓"茜草"，能活血止血，以活血为主，祛瘀以止血。二药合用，止血不留瘀，是为方中主药。对于出血量较大者，师喜用炭类药，如大黄炭、荆芥炭等，这两者一降一升，升降相应。乌梅性平，味酸、涩，《本草求原》载其能"治溲血、下血诸血证"。《妇人大全良方》记载，妇人血崩，乌梅烧灰，乌梅汤送服，由此可见乌梅的收涩之性。鹿衔草后世研究亦具有止血治疗崩漏的作用。贯众，《神农本草经》载其"味苦，微寒"，具有凉血止血的功效，能用于包括崩漏在内的各种血证。《本草纲目》称其可"治下血崩中"，亦是佐证。炙水蛭与三七粉，量小均可活血化瘀，正所谓"瘀血不去，新血不生"。制苍术，针对患者的痰湿体质，能够燥湿健脾，以调体。因此，全方重在收敛止血，兼以活血化瘀。方证相合，因此服药后，出血很快得以控制。

在二诊、三诊时，患者自述，阴道不规则出血未再出现，师在一诊的基础上，去炭类药，主要加入"桂枝茯苓丸"，活血消癥。四诊、五诊时，师一方面活血化瘀消癥，另一方面针对患者的痰湿体质，加入红曲、绞股蓝、昆布等药物调脂降脂，针对"痰（浊）凝血瘀"的基本病机进行调体治疗。

二、月经紊乱

病案：月经不调（瘀阻胞宫证）

陈某，女，26岁。2019年6月4日初诊。

现病史：患者自12岁初潮月经即不规律，周期2～3个月，经期15～30天，量少，色暗，血块少，伴腰痛，未予重视及治疗。末次月经2019年5月20日。刻下症：无阴道出血及腹痛，腰部隐痛，小腹怕凉，手脚心汗出，纳眠可，二便调。形体偏胖。舌黯，苔薄白，脉涩。

既往史：妇科炎症（滴虫、霉菌）。

西医诊断：月经紊乱。

中医诊断：月经不调（瘀阻胞宫证；痰湿兼夹血瘀体质）。

治法：活血化瘀。

处方：巴戟天 10g，桃仁 10g，红花 6g，当归 10g，川芎 10g，赤芍 10g，干地黄 15g，益母草 20g，30 剂。水煎服，日一剂，早晚分服。

二诊（2019 年 7 月 16 日）：服上方后，6 月 23 日月经至，行经 3 天，量少；7 月 10 日月经至，行经 6 天，量少。腰痛减轻。

处方：前方去桃仁、红花，加香附 10g，30 剂。水煎服，日一剂，早晚分服。

三诊（2019 年 12 月 2 日）：2019 年 8 ～ 11 月月经至，经量较前增多，少腹隐痛。超声示宫颈纳氏囊肿。

处方：桂枝 10g，茯苓 15g，牡丹皮 10g，赤芍 10g，桃仁 9g，茜草 20g，益母草 20g，藁本 20g，巴戟天 20g，30 剂。水煎服，日一剂，早晚分服。

四诊（2020 年 11 月 10 日）：少腹痛减轻，月经规律，量中等。刻下症：白带多，色黄，有异味。舌淡红，苔薄白。

处方：上方去巴戟天、茜草，加路路通 15g，制苍术 20g，黄柏 10g，30 剂。水煎服，日一剂，早晚分服。

按：月经紊乱，中医称月经不调，是指月经周期、经期或经量异常的一类病症，包括月经先期、月经后期、月经先后无定期、月经过多、月经过少、经期延长等病症，既可单独发生，也可相兼出现。该患者平素月经不规律，周期、经期、经量均异常，同时伴有小腹凉、手脚心多汗、腰痛等症状。此外，患者结婚 5 年而未正常受孕，这也提示"调经种子"的重要性。

师选用桃红四物汤进行加味治疗。桃红四物汤是在调经祖方"四物汤"的基础上加了桃仁、红花两味药物，其方名最早见于《医宗金鉴》，较四物汤其活血化瘀的作用增强，使瘀血去、新血生、气机畅，化瘀生新是该方的显著特点，其针对患者的血瘀体质更为适合。在此基础上，师加用了益母草，《本草纲目》载其可以"活血，破血，调经"，且现代药理研究表明益母草制剂对兔、豚鼠、犬的离体子宫有直接兴奋作用。巴戟天，味辛甘、性温，能补肾阳，壮筋骨，对少腹冷痛、子宫虚冷、腰膝酸痛等有治疗作用。因此，首诊时，师抓住核心病机，瘀阻胞宫，而选用桃红四物汤进行加味。需要注意的是，该患者的腰痛不应仅仅理解为肾虚，瘀血阻滞也是一个重要方面。

在二诊时，患者月经可规律来潮，但经期和经量仍有异常，腰痛减轻，表明方已中的。师在二诊时，去桃仁、红花，而改加用香附，香附是一味血中气药，能够行气解郁，调经止痛。经过两次诊疗，患者经量较前增多，经期亦有改善。在三诊时，超声提示有宫颈纳囊，宫颈纳囊是一种囊性肿物，属于生理变化。但结合少腹隐痛等症状，师认为仍有瘀血阻滞胞宫，改用桂枝茯苓丸加味，其中桂枝可以温通经脉，而非一味凉血化瘀。师使用大剂量藁本，其意在癥瘕，《神农本草经》记载藁本"主妇人疝瘕，阴中寒，肿痛，腹中急……"，针对少腹隐痛。1年后复诊，述月经已规律，经量中等。此次以带下异常为主诉进行诊治，师以桂枝茯苓丸合二妙丸为主方，予活血化瘀、清热利湿。

三、子宫平滑肌瘤

病案：子宫平滑肌瘤（阴虚夹瘀证）

唐某，女，50岁，2019年5月13日初诊。

主诉：经期延长、量多8年。

现病史：患者既往月经规律，周期28～30天，经期5～7天，量中等，色鲜红，血块少，无痛经。8年前无明显诱因经期逐渐延长至2周，量多，似平素月经量两倍，伴心慌、头晕，就诊于当地医院。妇科超声检查提示两个子宫平滑肌瘤，大小分别为3cm×4cm×4cm、3.5cm×4cm×4cm（未见报告单），曾给予止血及纠正贫血治疗。2年前经期延长至3周，伴头晕、心慌，妇科超声检查提示子宫平滑肌瘤，大小分别为5cm×7cm×7cm、7cm×6cm×7cm，药物治疗效果欠佳。末次月经2019年5月4日。刻下症：月经第10日，量多，色淡，无血块，无腹痛，伴头晕、心慌，无发热，纳眠可，二便调。舌红苔黄，脉细数。

西医诊断：子宫平滑肌瘤。

中医诊断：癥瘕（阴虚夹瘀证；阴虚兼血瘀体质）。

治法：滋阴凉血，化瘀止血。

处方：当归15g，干地黄20g，白芍10g，川芎10g，茜草20g，制鳖甲30g（先煎半小时），牡丹皮20g，夏枯草20g，生牡蛎30g（先煎），旱莲草15g，乌梅20g，三七粉3g（分冲），7剂。水煎服，日一剂，早晚分服。

二诊（2019年5月20日）：月经来潮第17天，经量减少，未净，色淡，舌红苔黄，脉细数。守上方，加黄芪益气摄血，鹿角霜温肾助阳，收敛止血。

处方：生黄芪30g，当归15g，干地黄20g，白芍10g，川芎10g，鹿角霜15g，茜草20g，制鳖甲30g（先煎半小时），牡丹皮20g，夏枯草20g，生牡蛎30g（先煎），旱莲草15g，乌梅20g，三七粉3g（分冲），14剂。水煎服，日一剂，早晚分服。

三诊（2019年6月1日）：上次月经5月4日至23日，持续20天，本次月经5月31日，今经行第二天，经量不多，色鲜无块，舌红苔黄，脉细数。

处方：生黄芪30g，当归15g，干地黄15g，白芍10g，皂角刺20g，茜草 10g，制鳖甲 30g（先煎半小时），牡丹皮 20g，夏枯草 20g，旱莲草 15g，乌梅 20g，14 剂。水煎服，日一剂，早晚分服。

血止后服用：

处方：桂枝 10g，茯苓 10g，桃仁 9g，白芍 10g，牡丹皮 10g，制苍术 15g，醋香附 10g，莪术 10g，石菖蒲 10g，荔枝核 15g，橘核 15g，14 剂。水煎服，日一剂，早晚分服。

患者连续服用 3 个月经周期，月经量减少，经期 7 天左右，治疗后复查瘤体大小分别为 5cm×6cm×6cm、5cm×5cm×4cm。

按：子宫平滑肌瘤是女性生殖器官中最常见的良性肿瘤之一，临床以异常子宫出血、腹部包块、腹痛、白带增多、不孕、贫血等为常见症状。子宫平滑肌瘤多见于 30～50 岁妇女。子宫平滑肌瘤合并异常子宫出血多见于更年期妇女，也有育龄期发生的，青春期比较少见。子宫平滑肌瘤引起月经改变，包括月经先期、月经过多、经期延长等。

对于子宫平滑肌瘤的发生，具体原因尚不明确，多认为与女性的性激素（雌激素、雌激素受体、孕激素）水平和遗传等原因有关。从中医来看，其基本病机是瘀血。《灵枢·水胀》云："石瘕生于胞中，寒气客于子门，子门闭塞，气不得通，恶血当泻不泻，衃以留止，日以益大，状如怀子，月事不以时下，皆生于女子，可导而下。"对于子宫平滑肌瘤的治疗，需根据女性是否有生育需求以及肌瘤大小而定。对于即将绝经的女性，肌瘤较大，可采取保守治疗。如本例患者即是如此。对育龄期女性，则采取调经消瘤的治疗原则。平时控制肌瘤生长、纠正贫血、调整月经周期，化瘀消癥散结是基本治法。更年期滋阴凉血，佐以疏肝清热；育龄期辨证调周，结合中医药周期疗法。

本例患者即将绝经，月经周期紊乱，月经量大、经期延长，长久则表现出血虚的症状，但患者舌红、苔黄，脉细数，为阴虚血热，为此具体的治疗方法是滋阴凉血，化瘀止血，切合患者阴虚兼有血瘀的体质。师以四物汤养血活血，用牡丹皮、旱莲草滋阴凉血，用夏枯草、生牡蛎、制鳖甲等软坚散结，针对肌瘤。茜草可以凉血止血，乌梅在《刘涓子鬼遗方》中记载"治一切疮肉出"，《本草求真》记载"入于死肌、恶肉、恶痣则除"，这些均表明乌梅具有一定的"消瘤"作用。三七粉具有养血活血的作用，"止血不留瘀，祛瘀不伤正"。

二诊时，师在此基础上，增加了生黄芪益气摄血，鹿角霜补肾止血。在三诊时，正值行经，仍以滋阴凉血、散结为主；但血止后，再以桂枝茯苓丸加味消瘤缩宫。荔枝核，理气止痛，祛寒散滞；橘核，理气散结止痛，使得气血运行顺畅，瘀血不生，长久则瘤可缓消。需要注意的是"止血不留瘀，消癥不动血"。该患者连续服用3个周期，肌瘤有所减小，后电话随访，经过半年，患者彻底绝经，腹部亦无所苦。

四、多囊卵巢综合征

病案：多囊卵巢综合征（瘀阻胞宫证）

贺某，女，23岁。2016年6月15日初诊。

主诉：月经停闭半年余。

现病史：患者自2010年初潮月经即不规律，2～5个月一行，经期1～2天，量少，无腹痛、头痛，无视觉障碍，无溢乳、厌食等，未予重视及规律治疗。末次月经2015年12月1日，点滴出血，1天血止。3月1日妇科超声检查提示子宫内膜厚0.7cm，双侧卵巢多囊样改变。刻下症：无阴道出血及腹痛，纳食可，二便调。形体肥胖，面部痤疮，上下肢体毛发较长，少量胡须，舌黯，苔薄白，舌下瘀络，脉弦滑。

西医诊断：多囊卵巢综合征。

中医诊断：月经后错，月经过少（瘀阻胞宫证；血瘀兼夹痰湿体质）。

治法：活血化瘀通络。

处方：丹参20g，鸡血藤20g，当归15g，川芎15g，赤芍10g，生地黄20g，紫河车9g，女贞子20g，莪术15g，炙水蛭10g，茜草20g，益母草20g，枇杷叶15g，茺蔚子20g，30剂。水煎服，日一剂，早晚分服。另服用黄连素片，每日3次，每次3片。

二诊（2016年8月18日）：2016年7月24日出现极少量褐色血液。

处方：桂枝10g，茯苓10g，牡丹皮10g，赤芍10g，桃仁9g，莪术20g，炙鳖甲30g（先煎），鸡内金9g，炙水蛭10g，丹参20g，茺蔚子20g，鸡血藤20g，决明子20g，30剂。水煎服，日一剂，早晚分服。

三诊（2016年9月28日）：服8月18日方24剂后，月经至，9月15日至9月22日，经期7天，量中等。舌质紫黯，舌下静脉瘀紫。

处方：桂枝10g，茯苓10g，牡丹皮10g，赤芍10g，桃仁9g，莪术20g，炙鳖甲30g（先煎），土鳖虫10g，鸡内金9g，丹参20g，茺蔚子20g，茜草20g，制苍术20g，30剂。水煎服，日一剂，早晚分服。

按：多囊卵巢综合征（PCOS）是一种以高雄激素血症、排卵障碍以及多囊卵巢为特征的病变，是一种生殖功能障碍与代谢异常并存的内分泌紊乱综合征。因排卵障碍而致不孕则是 PCOS 的主要临床表现之一。其致病原因至今不明确，多认为是遗传因素与后天因素共同作用的结果。先天遗传很难改变，但后天因素可以通过人为控制得以极大改善，如增加营养以及改善生活方式等。

从中医来看，PCOS 与痰、瘀、虚这三者密切相关。该患者中医诊断为"闭经"（已建立月经周期后又中断 6 个月以上），主要是瘀阻胞宫所致，偏实证。与其嗜食肥甘厚味致使脂、瘀积结，闭塞胞中，因此可以见到肥胖，闭经，痤疮，多毛，舌黯，舌下瘀络等症状。依据"辨体－辨病－辨证"三辨模式，该患者辨为血瘀质＋痰湿质，PCOS 以及瘀阻胞宫证。师在一诊时，抓住主要病机——瘀阻胞宫，重用活血化瘀药物，以四物汤为基础方，加丹参活血通经，茜草祛瘀通经，益母草活血、祛瘀、调经，鸡血藤活血舒筋、养血调经，师觉半年之闭经绝非常规的活血化瘀药所能通，故加用莪术行气破血，水蛭破血、逐瘀、通经。然一味活血化瘀恐伤正，师在此基础上加女贞子、紫河车以补肾扶正。茺蔚子，朱震亨谓其"活血行气，有补阴之功"，用在此处甚为合适。枇杷叶，从肺论治痤疮，因肺主皮毛。此外，患者血糖偏高，故师建议加用黄连素以降糖。如此方证相应，体病互参，长期坚持，久久为功。

在二诊时，患者述月经已来，但量仍很少，提示行而不畅。故在桂枝茯苓丸的基础上加用软坚散结之品。鳖甲，《本草新编》记载"鳖甲善能攻坚，又不损气"；鸡内金，健脾消食软坚；加决明子针对痰脂，现代药理研究表明，其蒽醌类化合物具有明显的降脂作用。三诊时，月经按时而至，量较以往增多。但观舌质紫黯、舌下静脉瘀紫，仍提示有瘀血。师仍以桂枝茯苓丸为基础方，加鳖甲软坚散结；加土鳖虫，活血散瘀，通经止痛；加制苍术则针对痰湿体质，燥湿健脾，以绝痰源。在后期的半年电话随访中，患者的月经一直正常，并嘱其调整饮食习惯。

五、围绝经期综合征

病案：围绝经期综合征（阴阳两虚证）

蒋某，女，46 岁。2018 年 1 月 17 日初诊。

主诉：月经紊乱伴阵发性汗出 1 年余。

现病史：1 年前出现月经紊乱伴阵发性汗出，胸背、面部出汗多，湿透衣衫，面部烘热，眠差，梦多。脉滑，苔腻。

既往史：高血压 1 级。

西医诊断：围绝经期综合征。

中医诊断：绝经前后诸证（阴阳两虚证；阴虚质、阳虚质兼夹）。

治法：调理阴阳，敛阴止汗。

处方：仙茅9g，淫羊藿12g，巴戟天20g，当归10g，知母10g，黄柏10g，女贞子20g，旱莲草20g，生龙骨30g（先煎），生牡蛎30g（先煎），浮小麦30g，穞豆衣30g，茜草20g，肉桂6g，黄连10g，30剂。水煎服，日一剂，早晚分服。

二诊（2018年4月10日）：全身出汗量较前减半，面部烘热减轻。刻下症见：夜寐不实，浅睡眠，梦多。脉细弦，舌胖，苔黄。

处方：酸枣仁20g，山萸肉20g，夏枯草20g，苏叶10g，百合20g，法半夏10g，甘松10g，桑叶20g，巴戟天20g，当归10g，生龙骨30g（先煎），生牡蛎30g（先煎），刺五加12g，30剂。水煎服，日一剂，早晚分服。

三诊（2018年6月5日）：睡眠明显好转，潮热已基本控制，出汗控制80%。血压126～133/75～80mmHg。带下增多，色黄，质稠。脉中取微弦，舌微胖，苔腻。

处方：黄柏12g，制苍术10g，车前子10g（包煎），椿根白皮15g，鸡冠花10g，仙鹤草60g，穞豆衣20g，桑叶20g，槐角20g，竹茹15g，30剂。水煎服，日一剂，早晚分服。

四诊（2018年8月28日）：潮热控制，出汗控制90%，血压120/75mmHg，白带减少。

处方：前方加地骨皮20g，陈皮10g，法半夏10g，浙贝10g，砂仁6g（后下），21剂。水煎服，日一剂，早晚分服。

按：围绝经期综合征指妇女绝经前后因性激素波动或减少所致的一系列躯体及精神心理症状，可伴有月经紊乱、潮热汗出、五心烦热、头晕耳鸣、心悸失眠、烦躁易怒、腰背酸楚、骨关节肌肉痛、皮肤麻木刺痒或蚁爬感、记忆力下降、浮肿、便溏甚或情志异常等与绝经有关的症状。中医学称为"经断前后诸证"或"绝经前后诸证"。

《素问·上古天真论》曰："七七，任脉虚，太冲脉衰少，天癸竭，地道不通，故形坏而无子也。"肾为天癸之源、冲任之本。肾气充盛，天癸至；肾气衰，天癸竭。肾气主宰着月经的至与竭。绝经前后，肾气渐虚；绝经前后诸证以肾虚（肾阴阳俱虚）为本。肾藏元阴而寓元阳，若阴损及阳，或阳损及阴，肾阴肾阳不足，不能濡养、温煦脏腑，冲任失调，则可致绝经前后诸证，表现为阵发性烘热汗出，心烦易怒，潮热面赤，失眠健忘，精神倦怠，头目晕眩，耳鸣心悸，腰背酸痛，手足心热，或伴月经紊乱等。

该患者表现出明显的阵发性烘热汗出、月经异常等症状，结合患者年龄，诊断为阴阳两虚，阴虚为主的绝经前后诸证。师予二仙汤、二至丸、交泰丸合方加味。二仙汤中，仙茅、淫羊藿温肾阳，补肾精，辛温助命门而调冲任；巴戟天温助肾阳而强筋骨，性柔不燥以助二仙温阳之力；当归养血柔肝而充血海，以助二仙调补冲任之功；知母、黄柏滋肾阴而泻虚火，可治疗肾阴不足所致的虚火上炎，同时又可缓解仙茅、淫羊藿的辛温燥烈。寒热并用，精血兼顾；温补肾阳又不燥烈，滋阴降火而不寒凉。全方谨守"阴阳互根互用"的理论，以达到"阴中求阳、阳中求阴"的目的。根据阳虚阴虚的不同程度，适当调整药物剂量比例，可为绝经前后诸证肾虚通治之方。但若阴虚较为明显，则可加二至丸：女贞子、旱莲草，进一步滋补肾阴；若阴虚火旺，而致心肾不交影响睡眠，则可加交泰丸，交通心肾以助眠。同时，加重镇潜降之品，如龙骨、牡蛎，以及专事止汗的稽豆衣、浮小麦。再者，考虑月经量少，用茜草来活血通经，且通过药理实验发现，大剂量的茜草素具有降压的作用，如此丝丝入扣，谨守病机，定有疗效。

在二诊时，患者自述汗出、面部烘热等均有明显减轻，但失眠的表现较为突出。师在上方的基础上做了调整，以"高枕无忧汤"加减来重点治疗失眠。此失眠亦是因为阴阳失调所致，方中夏枯草与半夏、百合与苏叶是师用于治疗失眠的常用药对，旨在阴阳相配，甘松开郁镇静安神，酸枣仁、山萸肉意在养肝血、肝阴而调肝安魂，符合患者阴虚质的特征；刺五加亦具有安神的作用。三诊时，患者自述睡眠明显改善，同时潮热和出汗均有很大缓解，血压略高，同时下焦湿热有些显现。因此，师在三诊时以二妙丸合镇肝降逆汤加减，清热燥湿，清肝泄热。在四诊时，潮热已控制，异常出汗已基本可控，血压已正常，后师在三诊方的基础上，加入清退虚热以及理气化痰的药物，以进一步巩固疗效。后电话随访，烘热汗出现象基本可控，不影响日常生活，于48岁时绝经。

六、不孕症

病案：不孕症（痰凝血瘀证）

刘某，女，32岁。2018年6月6日初诊。

主诉：婚后未避孕未怀孕3年。

现病史：患者结婚3年，有正常性生活而未孕，近4个月月经未至。西医检查符合多囊卵巢综合征（PCOS）的诊断标准。男方检查正常。纳眠可，小便调，大便稀。形体肥胖，皮肤偏黑，脱发，体毛多，四肢为甚。舌黯，苔薄滑，脉沉滑。

西医诊断：不孕症、多囊卵巢综合征。

中医诊断：不孕症（痰凝血瘀证；痰湿兼夹血瘀体质）。

治法：化痰祛湿，活血化瘀消癥，调体降脂。

处方：桂枝 10g，茯苓 20g，牡丹皮 10g，赤芍 10g，桃仁 6g，制苍术 20g，炙水蛭 3g，藁本 15g，陈皮 20g，肉桂 10g，车前子 10g（包煎），泽泻 20g，土茯苓 20g，三七粉 3g（冲服），21 剂。水煎服，日一剂，早晚分服。

二诊（2018 年 11 月 29 日）：服上方不到 2 周，月经至。近来，月经按期而至。11 月 20 日月经至，量少。拟方化痰消癥。

处方：肉桂 20g，茵陈 15g，陈皮 20g，荷叶 30g（后下），绞股蓝 30g，制苍术 15g，昆布 15g，泽泻 15g，炙水蛭 6g，萆薢 20g，炙鳖甲 30g，21 剂。水煎服，日一剂，早晚分服。

三诊（2019 年 2 月 28 日）：2018 年 12 月、2019 年 1～2 月月经均至，量少。末次月经 2 月 18 日，经量少，色黑。脉沉滑，苔黄腻。拟方化痰消癥，软坚散结，以桂枝茯苓丸加味。

处方：炙鳖甲 30g，水蛭粉 3g（冲服），鸡内金 10g，莪术 20g，桂枝 10g，茯苓 12g，牡丹皮 10g，赤芍 10g，桃仁 9g，21 剂。水煎服，日一剂，早晚分服。

四诊（2019 年 5 月 30 日）：3 月经期 3 天，4 月经期 4 天，5 月 18 日月经来潮至今，持续 12 天，无腹痛，有血块，体重减轻 6kg。

处方：茜草 10g，海螵蛸 20g，五灵脂 10g（包煎），炒蒲黄 10g（包煎），当归 10g，贯众 10g，鹿衔草 20g，鸡血藤 20g，绞股蓝 20g，三七粉 3g（冲服），21 剂。水煎服，日一剂，早晚分服。

五诊（2019 年 12 月 17 日）：经期 7～8 天，量偏少，体重 72.5kg，血糖 7.9mmol/L，脉沉滑，苔薄滑。

处方：生黄芪 30g，制苍术 15g，昆布 10g，陈皮 20g，肉桂 10g，荷叶 30g（后下），30 剂。水煎服，日一剂，早晚分服。

六诊（2020 年 6 月 4 日）：2020 年月经 3 月未至，4 月 22 日月经来潮，4 月 29 日血止，量可，5 月月经未至，体重 75kg，减轻 12.5kg，右胁隐痛，脉滑，舌苔薄滑。拟方化瘀活血消癥。

处方：制苍术 15g，昆布 10g，海藻 10g，肉桂 10g，陈皮 20g，荷叶 30g（后下），生山楂 20g，生薏苡仁 20g，益母草 20g，生蒲黄 10g（包），生大黄 3g，30 剂。水煎服，日一剂，早晚分服。

七诊（2020 年 8 月 13 日）：患者 2018 年 6 月因肥胖、月经停闭半年就诊，服药后体重减轻，月经来潮，体重从 95kg 降至 75kg，共减 20kg，持续半年。7 月 1 日月经来潮，7 月 5 日血止，7 月 28 日月经来潮，8 月 3 日血止，苔厚腻，舌淡红。

处方：生黄芪 30g，制苍术 20g，荷叶 30g（后下），神曲 20g，肉桂 15g，陈皮 20g，昆布 20g，海藻 20g，30 剂。水煎服，日一剂，早晚分服。

患者不孕 3 年余，2018 年因闭经半年、肥胖就诊于王老师门诊，先后调理 2 年余，2020 年 10 月怀孕。2021 年 3 月随访，患者已怀孕 5 月余，体检示胎儿体健。

按：不孕症指 1 年以上未采取任何避孕措施，性生活正常但没有成功妊娠，主要分为原发不孕和继发不孕。女性不孕，其主要原因包括排卵障碍、输卵管异常、子宫内膜异位症和其他如免疫学不孕等，本例属于排卵障碍所引起的不孕。从中医来看，导致"不孕症"的基本病机是肾气不足，冲任气血失调。若从具体病因分析，则为痰湿致瘀，即素体肥胖，嗜食肥甘，躯脂满溢，痰湿内盛，胞脉受阻，致令不孕。《傅青主女科·种子》言："妇人有身体肥胖，痰涎甚多，不能受孕者。人以为气虚之故，谁知是湿盛之故乎……而肥胖之湿，实非外邪，乃脾土之内病也。"由此可知，痰湿是根本，瘀血是标，在具体治疗时按照"辨体 - 辨病 - 辨证"的诊疗思路，可获显效。

本例患者以不孕为主诉，但经细细问诊后，发现其"肥胖、月经稀发（闭经）、毛发多"的特征，再结合相关检查结果，PCOS 的诊断明确。但对于不孕患者，调经是首位的，"求子之道，莫如调经"，种子必先调经。

首诊时，师以桂枝茯苓丸为主方，活血化瘀，缓消癥块。加炙水蛭、三七粉，加大活血化瘀力度。加车前子、泽泻、土茯苓加大利水祛湿的作用。对于 PCOS 患者，师临床喜用制苍术。苍术味辛苦、性温，气味浓烈，可散寒燥湿强脾，升阳而开郁，较之白术，祛湿之力尤雄，王老师将其作为调节痰湿体质的主要药物。再者，苍术对痰夹瘀血而致的窠囊（可表现为 PCOS）疗效满意。藁本，很多中医大夫仅仅记得其可用于治疗风寒所致的头痛或颠顶头痛，但王老师依据《神农本草经》的记载"主妇人疝瘕"，而将其用于癥瘕、闭经的妇科疾病，发挥其温经活血散结的作用。痰湿产生的根本原因是水液代谢失常，肾主水，全身水液代谢全赖肾的气化作用。气化功能正常，则水液能够顺利代谢，不致滞留体内。因此，选用桂枝、肉桂温化水饮，恢复其气化功能。陈皮，可理气化痰。因此，在一诊时，师重在活血化瘀、利水祛湿。

在二诊时，师以调体为主，加鳖甲以软坚散结；水蛭的量较初诊时增加一倍，意在发挥其活血破血的功用，因其患诉说"月经量少"。至三诊时，月事每月而至，但仍"量少、色黑"，师以"桂枝茯苓丸"为主方，加大活血破血的药物。待四诊时，因此次月经淋漓十余天未尽，师用"四乌贼骨一芦茹丸合失笑散"加味。经过前期的治疗，患者的体重有了明显下降，由95kg减至72.5kg，血糖亦较前改善。为此，在五至七诊时，师继续以调体进行巩固治疗。前述已说，"种子必先调经"，反之，当月事按时而下，则种子的成功率就大大增加了。在2021年3月的随访中，患者已怀孕5月余，这也进一步提示我们"辨体－辨病－辨证"论治的必要性，疾病治疗的最后，一定要重视调体。

七、慢性盆腔痛

病案：慢性盆腔痛（湿热瘀阻证）

陈某，女，34岁，2011年12月29日初诊。

主诉：间断下腹痛1年余。

现病史：患者平素月经不规律，周期延后7天以上，甚至3～5个月一行，经期5～7天，量多，色暗，血块多，无痛经，经前乳房胀痛。1年前出现间断下腹痛，无周期性，房事、劳累及受凉后加重，无阴道出血、无发热等，未予重视及规律治疗。刻下症：下腹痛，腰酸，带下量多，色黄，质稠，外阴瘙痒。喉间多痰，眠可，小便调，大便不实，日2次，黏滞不爽。婚后2年未避孕未怀孕。形体肥胖，身高154cm，体重65kg。舌体胖边有齿痕，苔白厚腻，脉滑。输卵管造影提示右侧输卵管不通。

既往史：曾患慢性盆腔炎，服抗生素疗效不显。

西医诊断：慢性盆腔痛、不孕症。

中医诊断：腹痛、不孕（湿热瘀阻证；痰湿、湿热兼夹体质）。

处方：川桂枝10g，牡丹皮10g，茯苓10g，赤芍10g，生薏苡仁20g，淡附片10g，败酱草20g，红藤20g，制苍术30g，黄柏10g，椿根皮20g，贯众10g，白花蛇舌草30g，21剂。水煎服，日一剂，早晚分服。

二诊（2012年1月20日）：体重减至63kg。腹痛减轻，以左侧效果明显，房事及劳累、着凉后右侧腹部仍痛。月经延期，量多，无大血块，经后白带量色质正常，舌脉同前。超声提示双侧附件未见明显异常。

处方：上方茯苓增至20g，苍术减为20g，加水红花子15g，7剂。水煎服，日一剂，早晚分服。

三诊（2012年2月10日）：服上方后经期按时而至，经期腹痛加重明显改善，体重再减至60kg。近日因外感，腰酸乏力，右侧腹痛再发。超声提示双侧附件未见明显异常。

处方：熟附片 12g，生薏苡仁 20g，败酱草 30g，红藤 30g，桂枝 10g，牡丹皮 10g，茯苓 15g，赤芍 10g，桃仁 10g，当归 10g，白花蛇舌草 30g，益母草 15g，14 剂。水煎服，日一剂，早晚分服。

按：慢性盆腔痛（CPP），美国妇产科学会的定义为定位于骨盆，脐或脐以下的前腹壁、腰骶部或臀部，持续 6 个月或更长时间的非周期疼痛，并足以导致功能障碍或需要医疗干预。CPP 是女性常见病，文献报道其发病率为 5.7% ～ 26.6%；CPP 常与下尿路、肠管、盆底功能障碍及妇科疾病有关，其中妇科相关性疾病约占 20.2%。盆腔炎未得到及时正确治疗时，炎性细胞浸润致组织破坏，周围组织粘连、增生及瘢痕形成，导致输卵管增粗、积水、脓肿形成，主、骶韧带增生、变厚，使子宫活动受限，炎症致盆腔充血等，可引起慢性盆腔痛。

师认为本病主要病机为痰凝血瘀，冲任失调，常选用桂枝茯苓丸加味的化瘀消癥汤为主进行治疗。本例根据患者的主病、体质、病证，选用桂枝茯苓丸合薏苡附子败酱散为主加味治疗，随症加减，前两诊共进 28 剂，超声提示附件正常。此患者的治疗还体现了"辨体－辨病－辨证"的"三辨"思想的运用。此患者属于痰湿、湿热兼夹体质，因此师在组方中加入茯苓、生薏苡仁、制苍术等健脾化痰祛湿药物，蕴涵了其辨体质用方思想；而对于此病虽是以痰凝血瘀，冲任失调为主要病机，但本患者一有小腹怕冷、热敷缓解的阳虚寒凝，一有白带色黄黏稠、外阴瘙痒的湿热为患，为痰湿血瘀、寒热错杂之证，故加入薏苡附子败酱散，寒温并用，化痰瘀以消肿，同时加用红藤、黄柏、椿根皮、贯众、白花蛇舌草等以加强清解湿热之力，以主病为主，参以辨体质、辨证进行治疗而见奇功。

桂枝茯苓丸方中以桂枝温阳化湿通血脉；茯苓安正气并利水；白芍调营养阴；牡丹皮、桃仁活血化瘀。全方合用可活血化瘀，疏通血脉，加强子宫血液循环，促进炎性渗出物之排泄和吸收，实为祛瘀化癥之良方。现代药理研究证明，桂枝茯苓丸具有增强血液循环、解痉镇痛、抑菌抗炎、抗纤维化的作用。

临床上用薏苡附子败酱散治疗少腹痛范围较广。曹颖甫《经方实验录》记载："依《金匮》法，肠痈实分为二种。一种为热性者，为大黄牡丹汤所主。一种为寒性者，为薏苡附子败酱散所主。"方中薏苡仁开壅泄浊除湿；附子振奋阳气、辛热散结；败酱破瘀排脓。清代徐彬在《金匮要略论注》中曰："薏苡寒能除热，兼下气胜湿，利肠胃，破毒肿；败酱善排脓破血利，结热毒气，故以为臣；附子导热行结，故为反佐。"《本草纲目》亦提及"败酱善排脓破血，故仲景治痈，即古方妇人科皆用之"。

由此可见，师法仲景用桂枝茯苓丸化瘀消癥为君，合薏苡附子败酱散温阳散结，排痰除湿，消肿祛瘀，止痛，使寒痰瘀血得以消散，两方合用降低局部炎症反应，治疗本案由于痰湿体质加上瘀血内阻造成的寒湿凝滞、痰凝瘀血证候；佐以解毒散结排脓之红藤、白花蛇舌草、贯众；燥湿止带止痒之二妙散、椿根皮针对湿热体质；在二诊中加水红花子化痞散结止痛，确实获得了较为满意的疗效。

（本节编者：张秀平　邵冬梅）

第九节　皮肤科疾病

一、痤疮

病案 1：痤疮（湿热内蕴，毒瘀互结证）

王某，女，31 岁。2018 年 4 月 11 日初诊。

主诉：痤疮反复发作 5 年余。

现病史：患者自述痤疮 5 年余，食甜食、冷饮后下巴处痤疮加重。4 年来体重持续增长，2013 年为 67kg，2017 年 10 月为 80kg。现体重 94kg，身高 168cm。平素疲乏，夜间打鼾。苔白腻，脉沉滑，体胖，月经 2 个月未至。

既往史：2017 年 9 月诊为多囊卵巢综合征，月经不定时，经期 1 周，血量时多时少，色深有块。2017 年诊为中度脂肪肝，体检查尿酸 539μmol/L。

西医诊断：痤疮（脓疱型）。

中医诊断：疱疮（湿热内蕴，毒瘀互结证；湿热兼夹血瘀体质）。

治法：清热利湿，解毒祛瘀。

处方：枇杷叶 15g，桑白皮 10g，生薏苡仁 20g，冬瓜子 20g，桃仁 9g，芦根 20g，积雪草 20g，益母草 20g，白花蛇舌草 20g，丹参 20g，茵陈 15g，藁本 15g，炙水蛭 3g，30 剂。水煎服，日一剂，早晚分服。

二诊（2018 年 6 月 6 日）：痤疮控制其半。

处方：桑白皮 15g，牡丹皮 10g，积雪草 20g，白花蛇舌草 20g，丹参 15g，茵陈 10g，芦根 20g，生薏苡仁 20g，冬瓜子 20g，桃仁 9g，枇杷叶 15g，藁本 20g，炙水蛭 3g，茜草 20g，生蒲黄 10g，30 剂。水煎服，日一剂，早晚分服。

按：痤疮是一种毛囊皮脂腺的慢性炎症性皮肤病，于青春期开始发病，常见于皮脂溢出部位,如面部和胸背等,多表现为黑白粉刺、丘疹、脓疱、结节、瘢痕。痤疮患者的体质类型以湿热体质居多。湿热体质者因先天禀赋或后天因素,湿热内蕴,又值青春期阳气亢盛,加之多食肥甘辛辣食物、长期饮酒、起居失调等原因,助阳生湿化热,循经上行,发于面部而为痤疮;或者久居湿地,内湿外湿相结,湿郁化热,湿热郁于皮肤而为痤疮。

脓疱型痤疮属中医"疱疮"范畴。本案患者痤疮反复发作5年余,表现为脓疱型,可因食用甜食和冷饮后加重,体型肥胖,夜间打鼾,有多囊卵巢综合征和脂肪肝病史,结合舌苔白腻,脉沉滑,可知患者素体脾虚湿盛,水湿内停,日久化热,湿热互结,上蒸颜面而发为脓疱型痤疮;湿热日久,阻滞气血运行,瘀血内停,阻于胞宫则见闭经、经期紊乱,有瘀血块。因此,治疗上以清热利湿,解毒祛瘀为主。

王老师用自拟消痤汤加减治疗,以《千金》苇茎汤作为基础方,用大剂量的薏苡仁、冬瓜子、芦根、茵陈健脾祛湿清热以调体,从根源上除去产生湿热之源;肺为贮痰之器,故用枇杷叶、桑白皮清肺祛痰;积雪草、白花蛇舌草清热解毒;益母草、丹参、牡丹皮、茜草、蒲黄、桃仁、水蛭等用以凉血活血、祛瘀调经。此方标本兼顾,既注重健脾理肺,调理体质以治本,又兼清热解毒利湿、凉血化瘀以治标。

病案 2:玫瑰痤疮(湿热蕴结,血热毒瘀证)

兰某,女,36 岁。2020 年 9 月 9 日初诊。

主诉:面部红疹 1 年余。

现病史:自诉产后半年开始出现面部红疹,遍及整个脸部,有瘙痒,与月经有关,经期时红疹、瘙痒有所缓解,非经期时加重。纳眠可,二便正常。舌红,苔薄黄,脉滑微数。月经量少,色暗,有血块。

西医诊断:玫瑰痤疮。

中医诊断:肺风粉刺(湿热蕴结,血热毒瘀证;湿热兼夹血瘀体质)。

治法:清热利湿,凉血解毒,活血化瘀。

处方:芦根 20g,冬瓜子 15g,桃仁 9g,生薏苡仁 20g,白花蛇舌草 30g,益母草 15g,牡丹皮 10g,金银花 10g,枇杷叶 15g,21 剂。水煎服,日一剂,早晚分服。

二诊(2020 年 9 月 22 日):面部红疹十减其五。

处方:上方加丹参 15g,积雪草 20g,21 剂。水煎服,日一剂,早晚分服。

按:玫瑰痤疮是一种好发于面中部隆凸部位的慢性皮肤炎症,可表现为反复发作的面部潮红、红斑、丘疹、脓疱及水肿,这些症状可合并出现,随着病情发展可伴发毛细血管扩张。玫瑰痤疮皮损的病理特点主要表现为毛囊和血管周围免疫细胞浸润、血管及淋巴管扩张、皮脂腺增生及皮肤纤维化。本病属于中医"肺风粉刺"范畴。

本案患者以面部红疹伴瘙痒为主要症状，病在血分，由外感风热，内蕴痰湿，痰湿郁久则阻滞血行而成瘀，故引发痤疮。治疗上以清热利湿，凉血解毒，活血化瘀为主。王老师处以自拟方消痤汤，消痤汤用苇茎汤加味而成。方中以芦根、冬瓜子、生薏苡仁清热利湿排脓；桃仁、益母草、丹参、牡丹皮凉血化瘀；白花蛇舌草、积雪草清热解毒；再加金银花、枇杷叶清解肺热。

病案 3：痤疮（湿热内盛，痰瘀互结证）

孙某，男，27 岁。2017 年 8 月 16 日初诊。

主诉：面部脓疱型丘疹 7 年。

现病史：面部脓疱型丘疹 7 年，以两颊及下颌为多，面部易出油。慢性咽炎，喉中有痰，不易咳出，色黄，黏稠。口腔及舌易生溃疡。口唇红、干裂，口干，饮水较多，小便正常，大便黏滞，不成形，阴囊潮湿。舌微胖，边齿痕，脉沉滑。

西医诊断：痤疮（脓疱型）。

中医诊断：疱疮（湿热内盛，痰瘀互结证；湿热体质）。

治法：清热利湿，化痰祛瘀。

处方：芦根 20g，冬瓜子 20g，生薏苡仁 20g，桃仁 9g，浙贝 10g，瓜蒌子 10g，海浮石 15g（先煎），海蛤壳 20g（先煎），茵陈 10g，竹茹 15g，黄柏 10g，砂仁 6g（后下），30 剂。水煎服，日一剂，早晚分服。

二诊（2017 年 10 月 25 日）：痤疮较前减半，口腔溃疡未复发，黄稠痰较前减半，阴囊潮湿消失，纳眠可，大便不成形。脉滑，苔薄滑。

处方：芦根 20g，冬瓜子 15g，生薏苡仁 20g，桃仁 9g，土贝母 10g，积雪草 20g，丹参 15g，枇杷叶 15g，杏仁 10g，海浮石 10g（先煎），竹茹 10g，茵陈 10g，30 剂。水煎服，日一剂，早晚分服。

三诊（2018 年 1 月 24 日）：痤疮及口腔溃疡基本控制。脉沉滑，苔有水气。

处方：金银花 20g，积雪草 20g，冬瓜子 20g，生薏苡仁 20g，白花蛇舌草 20g，桑白皮 10g，浙贝 10g，丹参 15g，板蓝根 20g，三七粉 3g（冲服），30 剂。水煎服，日一剂，早晚分服。

按：脓疱型痤疮是寻常型痤疮中较重的一种类型，其临床表现主要为炎症性丘疹和脓疱，属于中医"疱疮""面疱""酒刺"等范畴。《黄帝内经素问注》描述脓疱型痤疮的特点为"痤，谓色赤"，其形态"形小而大，如酸刺枣，或如按豆"。脓疱型痤疮好发于青春期，在挤压、抓破后易造成感染，甚至形成瘢痕，对患者的心理、社交造成极大影响。

本案患者为青年男性，患面部脓疱型痤疮 7 年。根据其面部易出油、痰多色黄质稠、易生溃疡、唇红口干饮水较多、大便黏滞、阴囊潮湿，舌微胖、边有齿痕、脉沉滑等表现，可判定其为湿热体质。青年阳盛，可因饮食辛辣厚味或起居失调等导致脾胃运化失职，酿湿生热，湿郁成痰，上犯肺系，阻于咽喉，而呈慢性咽炎；湿热之邪循胃经上犯头面，故见两颊及下颌生痤疮；湿热循肝经下移，则见阴囊潮湿；湿热留恋，日久化痰生瘀血。故本案治疗以清热利湿，化痰祛瘀为主。

王老师处以自拟方消痤汤，消痤汤用苇茎汤加味而成。方中以芦根、冬瓜子、生薏苡仁清肺胃湿热，合茵陈、黄柏清肝经湿热，共奏清热利湿之功；枇杷叶、桑白皮、杏仁、浙贝、瓜蒌子、海浮石、海蛤壳、竹茹等理气清肺；桃仁、丹参、牡丹皮、板蓝根、三七粉凉血化瘀；白花蛇舌草、积雪草清热解毒；再加少量砂仁舒脾胃之气，助其运化湿浊。

二、银屑病

病案 1：银屑病（湿热内蕴，血热毒盛证）

王某，女，32 岁。2018 年 12 月 11 日初诊。

主诉：银屑病 7 年。

现病史：2011 年初发银屑病，于弘医堂王老师门诊就诊，三次药后痊愈。2018 年 10 月又发作，先于脚踝和大腿内侧出现皮疹，继而蔓延至全身，干痒、脱屑。自诉睡眠、饮食、二便均正常。月经周期提前 1 周左右，色暗，有血块，经量正常。

西医诊断：银屑病（牛皮癣）。

中医诊断：白疕（湿热内蕴，血热毒盛证；湿热体质）。

治法：清热凉血，解毒利湿。

处方：土茯苓 20g，青黛 10g（包煎），草河车 15g，水牛角 20g，白茅根 30g，石菖蒲 6g，苦参 10g，当归 10g，白鲜皮 15g，徐长卿 20g，30 剂。水煎服，日一剂，早晚分服。

二诊（2019 年 1 月 8 日）：本诊皮损较前诊减轻 60%。刻下：瘙痒严重。

处方：水牛角 20g，草河车 15g，土茯苓 20g，青黛 10g（包煎），白茅根 30g，制首乌 15g，生薏苡仁 20g，徐长卿 20g，白鲜皮 15g，败酱草 20g，30 剂。水煎服，日一剂，早晚分服。

三诊（2019 年 2 月 28 日）：本诊皮损较前减轻 90%，唯手腕部尚有角化，但全身已无，腕部瘙痒。

处方：前方加石菖蒲 6g，30 剂。水煎服，日 1 剂，早晚分服。

四诊（2019 年 3 月 19 日）：拟方巩固。

处方：水牛角 20g，草河车 15g，土茯苓 30g，青黛 10g（包煎），白茅根 30g，制首乌 15g，徐长卿 20g，生薏苡仁 20g，白鲜皮 15g，败酱草 20g，紫草 15g，莪术 15g，忍冬藤 20g，15 剂。水煎服，日一剂，早晚分服。

按：银屑病是临床常见的一种慢性皮肤病，以皮肤浸润性红斑上覆盖多层银白色鳞屑，有薄膜现象及点状出血为皮损特点。本病容易反复发作、病程长、不易治愈。西医学认为其与遗传、感染、代谢障碍、内分泌影响、神经精神因素及免疫紊乱等有关。银屑病属于中医"白疕"的范畴，临床上以血热、血燥、血瘀、湿热分型多见。王老师针对银屑病提出"素禀伏热"的伏邪观、"血分湿热"的病机观。他认为本病素禀伏热，外受湿热毒邪，从阳入血，血热毒盛而见皮疹，日久阴血被耗，化燥生风而见干痒、脱屑。

本案患者为年轻女性，患银屑病 7 年，辨证属湿热内蕴，血热毒盛，同时由于病程日久，有阴血耗伤之势。王老师处以自拟方"牛角银屑汤"加减。该方以犀角地黄汤为基础方，方中用水牛角加青黛、紫草以凉血止血、散瘀消斑；用徐长卿、白鲜皮等祛风除湿止痒；针对湿热毒邪的病因，用白茅根、草河车、土茯苓、苦参、薏苡仁、败酱草以清热利湿解毒；血热日久则阴血被耗，故用制首乌、当归滋阴养血。全方以凉血解毒、清热利湿为主要功效，兼滋阴养血。

病案 2：银屑病（血热毒盛证）

延某，男，14 岁。2018 年 2 月 7 日初诊。

主诉：银屑病 1 年余。

现病史：患者自述 2016 年 8 月无明显诱因出现皮肤红点，无瘙痒，后进行性发展，红点连接成片，上覆鳞屑，白天无瘙痒，家长诉夜间瘙痒，不自觉抓挠，食辛辣食物及牛羊肉加重，无季节性，于某医院诊断为银屑病。不喜蔬菜水果，喜食肉类、饮料，脾气急躁。现皮疹全身均有，仅头面部无。

既往史：荨麻疹病史。

家族史：其父曾患有银屑病。

西医诊断：银屑病（牛皮癣）。

中医诊断：白疕（血热毒盛证；湿热体质）。

治法：清热解毒，凉血散瘀。

处方：白鲜皮 15g，牡丹皮 10g，土茯苓 20g，生薏苡仁 20g，徐长卿 20g，忍冬藤 15g，水牛角 30g，30 剂。水煎服，日 1 剂，早晚分服。

外用方：千里光 20g，益母草 30g，30 剂。煎水外洗。

二诊（2018 年 3 月 21 日）：皮损较前明显减轻，未见脱屑，仍有瘙痒。

处方：白鲜皮 15g，牡丹皮 10g，土茯苓 20g，生薏苡仁 20g，徐长卿 20g，忍冬藤 20g，水牛角 30g，千里光 10g，益母草 15g，丹参 6g，30 剂。水煎服，日 1 剂，早晚分服。

三诊（2018 年 5 月 9 日）：本诊瘙痒较前减轻，皮损好转，拟方巩固。

处方：前方加金银花 12g，地肤子 10g，地骨皮 15g，30 剂，水煎服。

按：患者为青少年，患银屑病 1 年余，以红疹、夜间瘙痒为主症，可因食用热性食物而使病情加重，再考虑其年轻气盛、饮食偏嗜肉食、性情急躁，可知其体内阳热过盛，因此辨证为血热内盛证。外感湿热毒邪，从阳入血，血热毒盛，迫血妄行，故见皮肤红点，夜间卫气从阳入阴，血分热邪更盛，血热生风，故夜间瘙痒难耐。治疗上以清热凉血解毒为主，兼以祛风燥湿止痒。

王老师处以自拟方"牛角银屑汤"，用大剂水牛角、忍冬藤、牡丹皮、千里光等清热凉血解毒；加白鲜皮、徐长卿、地肤子祛风燥湿止痒。

三、脱发

病案 1：脱发（肝肾不足证）

段某，女，43 岁。2018 年 9 月 5 日初诊。

主诉：脱发 6 个月。

现病史：患者自述平素发量较少，近 6 个月脱发加重，每日洗发吹干时掉发严重，夏季头面部易出油，饮食辛辣后易长红疹。平素体虚易感冒，怕风、怕冷，易疲劳，纳可，眠差，多梦，二便调。舌胖，苔润，边有齿痕，脉滑。

西医诊断：脱发。

中医诊断：脱发（肝肾不足证；气虚兼夹阴虚体质）。

治法：补益肝肾，养血祛风。

处方：当归 15g，赤芍 10g，川芎 15g，老葱 1 根，蔓荆子 10g，槐角 20g，羌活 9g，30 剂。水煎服，日一剂，早晚分服。

外用方：当归 20g，槐角 30g，侧柏叶 30g，15 剂。煎水外洗头部。

二诊（2019 年 1 月 9 日）：头油减轻，脱发略减。

处方：当归 15g，赤芍 10g，川芎 15g，蔓荆子 10g，槐角 20g，羌活 9g，制首乌 20g，女贞子 10g，旱莲草 20g，30 剂。水煎服，日一剂，早晚分服。

外用方：当归 20g，槐角 30g，侧柏叶 30g，15 剂。煎水外洗头部。

三诊（2019 年 4 月 17 日）：脱发量原大于 50 根，现减少为 10～30 根。

处方：当归 15g，赤芍 10g，川芎 10g，蔓荆子 10g，羌活 10g，槐角 20g，制首乌 20g，旱莲草 20g，女贞子 20g，20 剂。水煎服，日一剂，早晚分服。

外用方：当归 20g，皂角刺 20g，侧柏叶 30g，14 剂。煎水外洗头部，隔日 1 剂。

按：本病例属于肝肾不足引起的脱发。平素体虚易感冒，怕风、怕冷，易疲劳，眠差，舌胖，苔润，边有齿痕，可见素体正气偏虚，体质薄弱。王老师首先从肝肾论治，用二至丸加制何首乌滋补肝肾，固本以助发生长。其次从血论治，以当归、川芎、赤芍养血活血凉血；同时加入羌活、老葱、蔓荆子等升散之品，使得药力上行头部，可驱散头部在表风湿邪气；除内服药物外，再配合外用药物疏风活血凉血，内外同治，效果显著。

病案 2：脂溢性脱发（湿热内盛证）

赵某，女，34 岁。2016 年 11 月 10 日初诊。

主诉：脂溢性脱发半年余。

现病史：头发易脱落半年余，头易出油，头部皮疹、瘙痒。下颌部痤疮，面部易出油。平素性情急躁，口苦，口唇干，口气重。纳可，眠差，多梦易醒。大便黏滞不畅。舌淡苔白，有瘀斑。

西医诊断：脂溢性脱发。

中医诊断：发蛀脱发（湿热内盛证；湿热体质）。

治法：清热利湿，凉血活血，兼以补益肝肾。

处方：槐角 20g，蔓荆子 10g，白芷 10g，羌活 10g，女贞子 20g，旱莲草 20g，白鲜皮 15g，冬瓜子 20g，生薏苡仁 20g，积雪草 20g，丹参 15g，30 剂。水煎服，日一剂，早晚分服。

外用方：皂角刺 20g，羌活 15g，侧柏叶 30g，当归 15g，15 剂。煎水外洗头部。

二诊（2017 年 1 月 4 日）：脱发减少，头发出油亦较前减轻。

处方：槐角 20g，炒苍术 15g，生薏苡仁 20g，绵萆薢 15g，炒蔓荆子 10g，羌活 10g，当归 15g，酒女贞子 20g，旱莲草 20g，紫草 15g，茯苓 20g，泽泻 20g，30 剂。水煎服，日一剂，早晚分服。

外用方：生侧柏叶 20g，当归 20g，皂角刺 20g。15 剂，煎水外洗头部。

三诊（2017 年 6 月 8 日）：原洗头落发在 100 根以上，现洗头脱发少于 15 根，原脱发处有新发生长。苔薄滑，质微暗，脉细滑。

处方：当归 15g，旱莲草 15g，女贞子 10g，夜交藤 15g，茯苓 20g，泽泻 10g，蔓荆子 10g，羌活 10g，白鲜皮 15g，生薏苡仁 20g，30 剂。水煎服，日一剂，早晚分服。

外用方：生侧柏叶 20g，当归 20g，皂角刺 20g，15 剂。煎水外洗头部。

按：脂溢性脱发，西医又称雄激素源性秃发，是一种以皮肤油脂溢出为主，并伴有额颞顶部脱发的皮肤病。其早期临床表现为头皮部及发油脂多、屑多并伴有瘙痒感，继而额颞顶部毛发变稀疏，毛囊萎缩，头皮发亮。王老师提出"肤－体相关论"，认为一些特定的偏颇体质类型易患特定的皮肤疾病。湿热体质是脂溢性脱发发病的主要土壤。

本案患者以脱发、头部瘙痒伴头面部油脂分泌过多为主要表现，符合脂溢性脱发的临床症状。结合患者口干口苦、大便黏腻、多梦易醒、性情急躁等表现，可以判断其为湿热体质。湿热上行熏蒸于头皮部（头易出油），日久易生浊邪入络，伏于血分，阻塞气血，脉道壅滞，形成瘀血（舌有瘀斑），从而导致毛发失养，发被蛀蚀而落（脱发）。浊邪内蕴，病变日久，又可暗耗阴血，导致肝肾亏虚、血虚风燥、血热生风（头皮皮疹、瘙痒）等病变，加重脱发，形成恶性循环。治疗上，应清热利湿以调体，同时还须凉血活血，佐以补益肝肾。

方中用冬瓜子、生薏苡仁、茯苓、泽泻及萆薢等淡渗利湿，羌活、苍术、白鲜皮之类苦温燥湿；丹参、当归等凉血活血；槐角、积雪草等清热泻火；再加女贞子、旱莲草补益肝肾。同时外用生侧柏叶、当归、皂角刺等改善头部气血运行，抑制油脂分泌以促进头发生长。

病案 3：斑秃（肝肾亏虚证）

程某，女，30 岁。2020 年 11 月 4 日初诊。

主诉：脱发 5 年。

现病史：患者自诉 2016 年（生产后 1 年）、2018 年（新开服装店装修 1 个月后）有 2 次严重脱发。现头发极为稀疏，头油多，必须每日洗头，头皮痒，有头屑，伴有全身体毛（眉毛、睫毛、腋毛、阴毛）均脱落，甚至全无。

既往史：2019 年 3 月 26 日因 HPV 阳性行宫颈切除，现恢复良好。

月经史：11 岁初潮，经期 7 天，月经周期 30 天，末次月经 2020 年 10 月 23 日，月经量少，无血块，色正常，经期腰酸，偶有小腹痛。

西医诊断：斑秃。

中医诊断：脱发（肝肾亏虚证；阴虚体质）。

治法：补益肝肾，养血祛风。

处方：当归 10g，羌活 9g，川芎 10g，赤芍 10g，葱半根，蔓荆子 10g，女贞子 10g，旱莲草 30g，30 剂。水煎服，日一剂，早晚分服。

外用方：皂角刺 20g，羌活 10g，生侧柏叶 30g，蔓荆子 20g，20 剂。煎水外洗头部。

二诊（2020 年 12 月 17 日）：眉毛已长少许。月经量少。苔薄，脉滑。

处方：当归 12g，川芎 10g，赤芍 10g，干地黄 15g，槐角 15g，羌活 10g，蔓荆子 10g，女贞子 15g，旱莲草 20g，益母草 15g，30 剂。水煎服，日一剂，早晚分服。

外用方同前。

三诊（2021 年 1 月 26 日）：已长阴毛少许。效不更方，续服前方 30 剂。

按：斑秃是一种自身免疫性疾病，可发生于人体任何有毛发的部位，其中约 90% 发生于头皮。本病可发生于任何年龄，但以青壮年多见，两性发病率无明显差异。皮损表现为圆形或卵圆形非瘢痕性脱发，在斑秃边缘常可见"感叹号"样毛发。头发全部或几乎全部脱落，称为全秃。全身所有的毛发（包括体毛）都脱落，称为普脱。临床表现没有明显的炎症、偶有头皮轻度麻痒感。其脱发区呈圆形或类圆形或不规则形，边界清楚，数目不等、大小不一。脱发区皮肤表面光滑，略有光泽。中医多认为斑秃的病机为脏腑亏虚，气血生成、运化不足以致毛发失养，从而脱落。

本案患者头发极为稀疏、头皮痒，有头屑，伴有全身体毛（眉毛、睫毛、腋毛、阴毛）均严重脱落，符合斑秃的症状，且斑秃范围和程度较为严重。结合其月经量少、经期腰酸的症状，考虑其为肝肾亏虚证；同时患者还伴随头油多、头皮痒、有头屑等血热生风的表现。因此治疗上以补益肝肾、养血祛风为主。

王老师以四物汤和二至丸加减作为主方，四物汤加益母草补血养血活血；女贞子、旱莲草补益肝肾，前者又可祛风养血，后者又能清热凉血；羌活、蔓荆子以祛在表风湿邪气。同时外用祛风除湿、凉血活血之品，改善头部气血运行，抑制油脂分泌过盛。

四、脂溢性皮炎

病案：脂溢性皮炎（湿热内盛证）

蒋某，男，29 岁。2016 年 12 月 21 日初诊。

主诉：面部起红疹、结痂 2 年。

现病史：患者 2 年前面部出现红疹，而后结黄痂，头面部油脂分泌增多，头油欲滴，眼睑可见黄色分泌物，视物模糊。纳可，眠差，入睡困难，易疲劳，小便黄，大便干，日一行。脉滑而数，舌微胖，边齿痕。干眼症，眼干，畏光。慢性结膜炎，眼内外眦充血。

西医诊断：脂溢性皮炎。

中医诊断：面游风（湿热内盛证；湿热体质）。

治法：清热利湿。

处方：桑白皮 10g，杏仁 10g，生薏苡仁 20g，冬瓜子 20g，芦根 15g，桃仁 9g，忍冬藤 20g，女贞子 15g，紫草 10g，生甘草 6g，槐角 15g，30 剂。水煎服，日一剂，早晚分服。

二诊（2017 年 3 月 8 日）：头油分泌减半，皮损结痂减 30%。大便每日 2～3 次，不成形。脉滑而数，舌微胖，边齿痕。

处方：芦根 20g，生薏苡仁 20g，冬瓜子 15g，桃仁 10g，金银花 20g，积雪草 30g，白花蛇舌草 30g，紫草 10g，马齿苋 20g，槐角 15g，30 剂。水煎服，日一剂，早晚分服。

三诊（2017 年 5 月 3 日）：前投《千金》苇茎汤加味，油脂分泌减 50%，面部黄痂减 50%。脉滑而数，舌边微暗。刻下：眼角分泌物多，角膜充血。

治法：清肺经壅热，复加清肝之品。

处方：前方加龙胆草 9g，黄芩 9g，泽泻 9g，车前子 9g（包煎），30 剂。水煎服，日 1 剂，早晚分服。

四诊（2017 年 7 月 26 日）：本诊油脂分泌减 90%，面部黄痂减 85%。

处方：龙胆草 9g，炒山栀 10g，黄芩 10g，柴胡 10g，干地黄 15g，车前子 10g（包煎），泽泻 10g，通草 9g，当归 10g，马齿苋 20g，芦根 20g，生薏苡仁 20g，冬瓜子 15g，桃仁 9g，生甘草 10g，砂仁 2g（后下），30 剂。水煎服，日一剂，早晚分服。

五诊（2017 年 9 月 6 日）：油脂分泌减 90%，面部黄痂减 90%。脉弦滑，舌边齿痕，苔滑。

处方：芦根 20g，生薏苡仁 20g，冬瓜子 15g，桃仁 9g，桑白皮 12g，枇杷叶 15g，龙胆草 9g，黄芩 9g，生甘草 6g，苍术 10g，山楂 15g，冬瓜皮 20g，肉桂 3g，马齿苋 20g，30 剂。水煎服，日一剂，早晚分服。

六诊（2017 年 10 月 18 日）：油脂分泌减 90%，面部黄痂已全部控制。眼干，便干。脉弦滑而数，苔中黄微裂。

处方：前方加石斛 20g，菊花 10g，羚羊角粉 0.3g（冲服），决明子 20g，30 剂。水煎服，日一剂，早晚分服。

七诊（2017 年 11 月 29 日）：油脂分泌减 95%，面部黄痂已控制 2 个月。眼干、便干好转。脉滑而数，舌边齿痕，苔水滑。

处方：桑白皮 10g，杏仁 10g，生薏苡仁 20g，冬瓜子 20g，芦根 20g，枇杷叶 15g，积雪草 20g，马齿苋 20g，金银花 20g，龙胆草 9g，决明子 20g，生大黄 6g（另包），30 剂。水煎服，日一剂，早晚分服。

八诊（2018 年 1 月 17 日）：面部黄痂控制，油脂分泌已控制。舌边齿痕，脉滑而数。

处方：芦根 20g，生薏苡仁 20g，冬瓜子 20g，桃仁 6g，金银花 15g，桑白皮 15g，酸枣仁 9g，积雪草 20g，白花蛇舌草 20g，白鲜皮 15g，冬瓜皮 15g，龙胆草 9g，甘草 6g，砂仁 1g（后下），30 剂。水煎服，日一剂，早晚分服。

九诊（2018 年 3 月 21 日）：面部黄痂控制稳定，油脂分泌控制亦好。苔中薄腻，边齿痕，脉滑而数。治以清肺热，泻肺火为主线，今再巩固。

处方：桑白皮 16g，积雪草 15g，白花蛇舌草 15g，龙胆草 9g，石斛 15g，夜交藤 15g，土茯苓 15g，生薏苡仁 20g，冬瓜子 10g，芦根 15g，桃仁 9g，金银花 10g，30 剂。水煎服，日一剂，早晚分服。

十诊（2018 年 8 月 22 日）：面部黄痂未见，皮肤光滑，睫毛及下眼睑黄色分泌物甚微，出汗减少，大便前段偏干。舌边齿痕，脉滑而数。

处方：砂仁 3g（后下），桑白皮 15g，紫草 10g，生甘草 6g，忍冬藤 15g，金银花 15g，龙胆草 10g，蒲公英 20g，土茯苓 20g，冬瓜皮 15g，白鲜皮 15g，生甘草 6g，21 剂。水煎服，日一剂，早晚分服。

按：脂溢性皮炎又称脂溢性湿疹，是一种发生于头面、胸背等皮脂溢出较多部位的慢性炎症性皮肤病。其临床表现为皮损初起为毛囊性丘疹，渐扩大融合成暗红或黄红色斑，表面覆有油腻鳞屑或痂，可出现渗出、结痂和糜烂并呈湿疹样表现，重者可泛发全身，伴有不同程度的瘙痒，本病慢性发病，可反复发作。本病属于中医"白屑风""面游风"等范畴。中医学认为本病病因为内有湿热之邪，外感风邪。风热外邪侵袭人体，郁久则易致阴血耗散，又因体内湿热日久伤阴，阴伤血燥，肌肤失养而发病。

本案患者年轻气盛，油性皮肤，面部起红疹、结痂 2 年，结合舌脉，判定其为湿热体质。肺主皮毛，湿热蕴肺，故见头面部油脂分泌旺盛，湿热日久，损伤血分，血行瘀滞，故见红疹；湿热循肝经上行，故眼睑黄色分泌物多、结膜充血、眼干、畏光等症状突出，可见肝经热邪炽盛。故辨为湿热内盛证，治疗以清热利湿为主。

王老师以《千金》苇茎汤为基础方进行加减，发挥其清解肺热、逐瘀排脓的作用。同时加用大剂量积雪草、白花蛇舌草、马齿苋，增强清热解毒利湿之功。同时合用龙胆泻肝汤清泄肝经湿热。在治疗中期，患者显现出热盛伤阴之象，这时减少苦寒药物的剂量，加用石斛等甘寒之品养阴。患者以面部皮肤红疹、结痂为主症，病位以上焦肺脏为主，故在治疗后期，依旧以清泄肺热为主要治法，在《千金》苇茎汤的基础上，加用桑白皮、杏仁、枇杷叶等降肺气，清肺热。这也正符合缪希雍所说的"升降者，病机之最要也……气降则火自降"之理。

（本节编者：俞若熙 邵冬梅）

第十节 男科疾病

一、少、弱精子症

病案：少、弱精子症（肾精亏虚，兼有湿热证）

池某，男，34 岁，2018 年 5 月 31 日初诊。

主诉：婚后不育 1 年余。

现病史：患者自诉 2017 年结婚，婚后夫妻双方性生活正常，未采取避孕措施，至今未孕，女方检查未见异常。2017 年 11 月患者于北京某医院确诊为少、弱精子症，染色体正常。2018 年 4 月 24 日精液常规检查：①a 级精子率 0%，b 级精子率 25%，c 级精子率 0%，d 级精子率 75%；②精子活动率 25%；③精液完全液化。无明显不适，舌红苔薄黄，脉滑。

既往史：否认。

个人史：从事销售类工作；曾饮酒 6 年余，每周 2～3 次，每次饮酒量约 3 两白酒，就诊时已戒除。否认吸烟等不良嗜好，否认毒物及放射性物质接触史，否认性病及冶游史。

家族史：父亲患有糖尿病。

西医诊断：弱精子症。

中医诊断：无子症（肾精亏虚，兼有湿热证；湿热体质）。

治法：补肾填精，兼清湿热。

处方：黄精 15g，巴戟天 20g，菟丝子 20g，淡豆豉 10g，生鸡内金 10g，麦芽 20g，炙水蛭 3g，浙贝 10g，化橘红 10g，枸杞子 20g，30 剂。水煎服，日一剂，早晚分服。

黄精赞育胶囊10盒，按说明书服用。

二诊（2018年7月19日）：2018年7月7日精液常规检查：①a级精子率25.12%，b级精子率33.33%，c级精子率12.08%，d级精子率29.47%，精子活力58.45%；②精子活动率70.53%；③精液完全液化。舌红苔薄黄，脉滑。

处方：黄精20g，巴戟天20g，菟丝子20g，淡豆豉10g，生麦芽20g，炙水蛭3g，枸杞子20g，桑椹20g，30剂。水煎服，日一剂，早晚分服。

三诊（2018年8月22日）：2018年8月10日精液常规检查：①a级精子率13.73%，b级精子率11.76%，c级精子率11.76%，d级精子率25.49%；②精子活动率37.25%。纳可，眠可，二便调。舌红苔薄黄，脉滑。

处方：黄精15g，巴戟天20g，菟丝子20g，淡豆豉10g，生鸡内金10g，麦芽10g，炙水蛭3g，浙贝10g，化橘红10g，枸杞子10g，30剂。水煎服，日一剂，早晚分服。

黄精赞育胶囊10盒，按说明书服用。

按：据世界卫生组织标准，将男性精液运用计算机辅助分析技术进行检测，精子密度 $< 20 \times 10^6$/mL，称为少精子症；前向运动的精子（a级+b级）$<$ 50%和（或）快速直线前向运动精子（a级）$<$ 25%，称为弱精子症；临床两者通常并存，称为少、弱精子症，是最常见的男性不育症类型之一。西医学认为其病因复杂，已明确的原因包括染色体异常、微生物感染、内分泌紊乱、精索静脉曲张和自身免疫等，但是临床上仍有相当比例的弱精子症发病机制不明，被称为特发性弱精子症。该病在诊断方面已日趋成熟，但治疗方面疗效较好的药物仍旧匮乏。少、弱精子症在中医学没有相关病名及概念记载，但其表现与医籍的"精少""精清""精寒"等近似。如《诸病源候论·虚劳无子候》云："丈夫无子者，其精清如水，冷如冰铁，皆为无子之候。"《金匮要略·血痹虚劳病脉证并治》云："男子脉浮弱而涩，为无子，精气清冷。"古代医家认为本病的病因包括先天不足、房劳过度、内伤七情、饮食不节等，病机则多为虚证，病位在肾。王老师临床调研发现肾虚、瘀血和湿热三者是导致男性少、弱精子症的核心病因，据此提出"肾虚夹湿热瘀毒虫"病机理论，确立"补肾填精，活血化瘀，兼清湿热"治则，突破了中医固有的肾虚精亏理论，在临床实践中取得了令人满意的疗效。

本医案中，患者正值育龄，然1年未育，经男科检查，诊断为弱精子症。患者染色体无异常，排除先天因素，故需重点考虑后天因素，如职业、习惯等个人史对该病证的影响。由于患者从事销售类工作，常频繁应酬，饮酒颇多。酒为粮食之精，长期饮用导致患者湿热内蕴，从舌、脉的表现亦能反证。

并且酒精对于生殖系统的毒性作用也为学界所公认，其影响甚至在戒除酒精摄入后依然存在，是该患者不育的主要原因。另外，从男科检查报告中可知患者本身存在肾精亏虚的情况。综合以上因素，应标本兼顾，确定治法为补肾填精、清热利湿。此外，患者父亲罹患糖尿病，需考虑患者可能具有痰湿体质倾向，故该病在用药选药方面也应酌情考虑，并需嘱咐患者在未来防病养生、治病康复等方面应留意自身体质特点。

首诊处方以黄精、巴戟天、菟丝子、枸杞子平补肾之阴阳，使肾精得以化生；淡豆豉、浙贝、化橘红共奏清热利湿祛痰之功；水蛭利水道，给湿热以出路，《神农本草经》记载水蛭可用于"无子"，是王老师治疗少、弱精子症的常用药之一。同时考虑患者曾有多年饮酒史，佐以鸡内金、麦芽恢复脾胃运转之机，则无湿热蕴结之患。患者按方服药后，从二诊时检查报告结果可看出服药效果明显，病情已不符弱精子症诊断标准，但仍需服药巩固疗效。

二诊处方主要思路保持不变，继续补肾填精，减前方鸡内金、浙贝和化橘红，以免清消之力太过，加桑椹入肾滋阴，此为王老师治疗男性不育"以甘寒代苦寒"思想的体现。但从三诊时患者的精子质量结果来看，减少健脾化痰药物后，精子质量有所下降，病情出现反复，可知痰浊标实仍存，脾胃运化功能仍虚。故而三诊延用首诊处方，仅酌情减少个中药物量数以继续巩固疗效。继前两诊之后，收到较好疗效。

此外，王老师常在治疗男性不育时随汤剂附以黄精赞育胶囊（主要由何首乌、黄精、枸杞子、菟丝子、五味子、熟地黄、肉苁蓉、淫羊藿等药物组成）作为治疗的补充，以增强疗效。该药为王老师创制的治疗男性不育的国家中药新药，针对现代男性不育的多种病机进行综合治疗。本案中此药与汤剂合力，共奏补肾填精、清热利湿之功，恢复机体生精功能，仅三诊即帮助患者精子质量得到显著改善。

二、勃起功能障碍

病案：勃起功能障碍（肝失疏泄，气滞血瘀证）

廖某，男，32岁。2019年3月20日初诊。

主诉：勃起功能障碍1年。

现病史：患者自诉2016年结婚，前2年因双方性欲较冷淡，性生活频率较低，近1年约每周一次，阴茎可以勃起，时间持续约1分钟，但无法插入阴道。今年3月于北大某医院就诊，诊断为勃起功能障碍，服用万艾可等西药后可成功插入阴道，可维持十几分钟。晨勃（+），诱勃（+）。脉滑有力，苔薄白。

既往史：否认。

个人史：手淫史。

家族史：家人均体健，否认家族传染病史及遗传病史。

西医诊断：勃起功能障碍。

中医诊断：阳痿（肝失疏泄，气滞血瘀证；气郁体质）。

治法：疏肝解郁，活血通络，兴阳振痿。

处方：柴胡 12g，香附 10g，白蒺藜 10g，丁香 9g，当归 10g，水蛭 6g，蜈蚣 1 条，紫梢花 10g，川芎 20g，30 剂。水煎服，日一剂，早晚分服。

疏肝益阳胶囊 10 盒，按说明书服用。

二诊（2019 年 5 月 21 日）：晨勃（+），诱勃（+），本月同房 2 次，未服用万艾可等西药，每次可自行插入，因女方阴道不适未完成性事过程。舌红苔薄白，脉滑。

处方：柴胡 12g，枳壳 15g，白芍 15g，炙甘草 6g，白蒺藜 10g，紫梢花 10g，刺五加 15g，神曲 10g，灵磁石 20g（先煎），30 剂。水煎服，日一剂，早晚分服。

疏肝益阳胶囊 10 盒，按说明书服用。

三诊（2019 年 9 月 11 日）：晨勃（+），8 月同房 4 次，每次可抽插 15～30 次。舌红苔薄白，脉滑有力。

处方：柴胡 12g，枳壳 20g，当归 10g，蜈蚣 1 条，蛇床子 12g，紫梢花 10g，九香虫 10g，30 剂。水煎服，日一剂，早晚分服。

疏肝益阳胶囊 10 盒，按说明书服用。

四诊（2020 年 9 月 22 日）：性生活基本正常，阴茎可插入阴道，硬度尚可，持续时间 5～8 分钟。舌红苔薄白，脉滑有力。

处方：柴胡 12g，枳壳 10g，白芍 10g，川芎 20g，王不留行 20g，川牛膝 20g，路路通 10g，石菖蒲 9g，细辛 3g，蜈蚣 1 条，30 剂。水煎服，日一剂，早晚分服。

疏肝益阳胶囊 10 盒，按说明书服用。

按：勃起功能障碍是最常见的一种男性性功能障碍，指男子在性刺激下，阴茎持续不能达到或维持足够硬度的勃起以完成满意的性生活，病程达 3 个月以上。西医在临床上按照病因将勃起功能障碍简明地分为 3 类，即器质性、心理性、混合性（器质性与心理性共同存在）。中医将勃起功能障碍称为"阳痿"。古代医家对阳痿的认识和治疗，存在多种不同的学术观点。其中补肾法和从肝论治最具影响力，尤其是补肾法在历代中医治疗阳痿上取得了诸多成果。但随着人们生活压力逐渐增加和身体素质的变化，阳痿的病因病机同样也存在变化。王老师提出"阳痿从肝论治"，指出肝主宗筋，其经脉络阴器，足厥阴肝经与阴器的联系最为密切。《灵枢·经脉》记载："肝足厥阴之脉……循股阴，入毛中，环阴器，抵小腹。"《素问·痿论》云："思想无穷，所愿不得，意淫于外，入房太甚，宗筋弛纵，发为筋痿……筋痿者，生于肝，使内也。"《景岳全书》云："凡思虑、焦劳、忧郁太过者，多致阳痿。"阴茎为宗筋所聚，肝主宗筋，肝脉绕阴器。若情志失调，肝气郁结，或谋虑不遂，忧思郁怒，日久不解则肝失条达，气失疏泄，宗筋所聚无能，作强不能而成阳痿。

本案患者32岁，其年肾气本应旺盛，但由于现代社会竞争日益激烈，工作压力大，饮食作息无规律，酗酒嗜烟，缺乏锻炼导致身体素质较差，以及存在焦虑等不良情绪，日久影响肝脏的疏泄功能，肝失疏泄，气滞血瘀，宗筋不得通达，致宗筋痿软。因此，本案患者的治疗原则主要以疏肝活血通络，濡养宗筋为主，以四逆散为主方加减疏肝解郁，活血通络，兴阳起痿。

一诊方中，柴胡疏肝解郁，当归补血活血，方中香附、川芎二药为王老师常用药对。川芎，《本草纲目》谓："血中之气药也，肝苦急以辛补之，故血虚者宜之；辛以散之，故气郁者宜之。"香附，《本草纲目》云："其味多辛能散，微苦能降，微甘能和。乃足厥阴肝、手少阳三焦气分之主药，而兼通十二经七分。"香附为气中之血药，川芎为血中之气药，二药相伍，行气以活血，用治气机不畅之阳痿。白蒺藜加强疏肝宣郁之功。丁香、紫梢花补肾助阳，兴阳起痿。水蛭以其食血之天性，最善走血分而攻瘀。蜈蚣辛温有毒，入厥阴肝经，运用蜈蚣疏达肝脉，畅行宗筋，《医学衷中参西录》载："蜈蚣，走窜之力最速，内而脏腑，外而经络，凡气血凝聚之处皆能开之。"此方合用王老师研制的国家级新药疏肝益阳胶囊（主要由柴胡、地龙、水蛭、蛇床子、远志、肉苁蓉等药物组成）以加强补肾疏肝之功。

二诊时，患者未用万艾可等西药，每次性生活已可自行插入，说明一诊已取得疗效，故在一诊的基础上继续守方加减治疗，白芍、炙甘草养血柔肝，白蒺藜疏肝解郁，刺五加补肾安神，灵磁石既能补肾又有平肝之功，神曲顾护脾胃，调和诸药。此方在补肝血，濡养宗筋的同时兼以疏肝。阴茎勃起以宗筋为体，以气血为用，肝血充盈是阴茎勃起的基础，肝气条达是阴茎勃起的动力。因此肝血充盈的同时，要注意肝气的条达，肝气得疏，肝血得调，故宗筋得血充而能举。

三诊方中,柴胡、枳壳、当归、蜈蚣相配伍具有疏肝活血通络的功效,蛇床子、紫梢花温肾壮阳,九香虫于温阳散滞之中最健脾阳,阳明之气血亏虚或功能失调,皆可致后天气血乏源,难以濡养宗筋脉络,而成阳痿之疾。故《素问·痿论》曰:"阳明虚则宗筋纵","治痿者独取阳明"。选用九香虫调补阳明之法,即遵经旨,通过补益阳明,以恢复其温养荣润宗筋之能,而使宗筋强健,阳道兴。可见三诊拟方重在补肾助阳,兼疏肝活血通络以达宗筋。

四诊时,患者性生活已基本正常,可以插入阴道,且持续时间 5 ~ 8 分钟,故守方再进。方中加入王不留行、路路通、川牛膝活血逐瘀,利尿通淋。细辛温经散寒,石菖蒲辛开苦燥温通,芳香走窜,《神农本草经》载:"开心孔,补五脏,通九窍,明耳目,出音声。久服轻身,不忘,不迷惑,延年。"辅佐前方诸药活血通络,濡养宗筋。后随访阴茎已能勃起,房事正常。

三、慢性前列腺炎

病案:慢性前列腺炎(肝经气滞血瘀证)

姜某,男,46 岁。2018 年 10 月 9 日初诊。

主诉:睾丸、腹股沟疼痛反复 15 年。

现病史:患者自诉 15 年前因睾丸、腹股沟疼痛就诊于当地医院,确诊为慢性前列腺炎,服用消炎药等未缓解。近年来上述症状仍反复发作,遂来就诊。刻诊:睾丸发作性疼痛,痛不可触,运动后加剧,伴有腹股沟痛,尿无力(+)、尿不尽(+)、尿滴白(+)、尿频(−)、尿急(−)、尿等待(−),肛门、会阴无痛感。早泄,腰部酸痛不适,大便溏,纳可,寐一般,多梦,易惊醒。苔根黄腻,脉滑。

既往史:否认。

个人史:饮酒 30 年,每日 1 次。否认吸烟等不良嗜好,否认毒物及放射性物质接触史,否认性病及冶游史。

家族史:父母患有高血压病。

西医诊断:慢性前列腺炎、慢性盆腔疼痛综合征。

中医诊断:子痛(肝经气滞血瘀证;血瘀体质)。

治法:行气止痛,活血化瘀。

处方:柴胡 12g,当归 10g,天花粉 15g,三七粉 3g(分二次冲服),桃仁 6g,红花 6g,刘寄奴 15g,王不留行 15g,射干 10g,生甘草 6g,21 剂。水煎服,日一剂,早晚分服。

二诊(2019 年 1 月 17 日):服药后疼痛十减其八,睾丸痛(−),会阴痛（－），腹股沟痛（－），腹痛（－），尿滴白控制。苔根微黄，脉沉微涩。

处方：柴胡 12g，当归 10g，天花粉 15g，三七粉 3g（分二次冲服），桃仁 6g，红花 6g，刘寄奴 15g，橘核 20g，21 剂。水煎服，日一剂，早晚分服。

按：慢性前列腺炎多发于成年男性，是临床常见的男科病，临床表现多样，病因病机复杂多样，病程缓慢，迁延不愈。慢性前列腺炎是指前列腺在病原体或某些非感染因素作用下，出现以盆腔区域疼痛或不适、排尿异常等症状为特征，而且常合并精神心理症状的疾病。多数中医医家将慢性前列腺炎归入"精浊""尿浊""白浊""白淫""癃闭""劳淋""子痛"等范畴。前列腺在形态上，与六腑相似，在功能上藏精，与五脏藏精相似，但其又可泻精，与奇恒之腑相似，归纳其生理特点为"非藏而不泻、非泻而不藏"。故其"以通为顺"，与五脏功能相协调。它起源于冲、任、督三脉，与五脏均有联系，故前列腺疾病应从多脏论治，其中以治肝为主。肝主疏泄，对全身气机起着调节作用，且足厥阴肝经"循股阴，入毛中，环阴器，抵小腹"，与前列腺关系密切。当肝的疏泄功能出现异常，则可出现少腹胀痛的肝气郁结、气机不畅的证候。

王老师认为本病核心病机为"湿热瘀浊阻滞"。本案患者自述睾丸及腹股沟疼痛、痛不可触、尿无力、尿滴白、尿不尽、舌苔黄腻，符合该病病因病机。足厥阴肝经绕阴器循行，肝气郁滞，气机运行不畅，气郁血行受阻，气滞血瘀。血脉瘀阻，则睾丸疼痛时常发作，痛不可触。湿浊阻滞，则排尿不尽，尿液滴白。气机郁滞，出入受阻，则尿无力。患者有 30 年来每日饮酒的不良生活习惯，体内湿热偏盛，则舌根黄腻，脉象滑。湿热蕴蒸，阻遏经脉，伤及腰府，则腰痛、腰酸。热邪内扰神明，心神不安，使患者多梦易惊醒。治疗宜标本兼顾，以"行气活血化瘀为主，兼以清热化浊"。

治疗上以复元活血汤加减化裁。一诊方中柴胡引诸药入肝经，可疏肝理气，祛瘀化滞，气行则血行。当归能活血补血，缓里急而安腹痛，滋养气血。王不留行能活血通经，利尿通淋消肿，与当归配用，消补兼施，血行则瘀消，以助新血内生。天花粉不仅有清热解毒之功，还能消肿散结，缓解瘀结疼痛。三七入肝经，可用于止血、散瘀、定痛，桃仁能活血化瘀、作用缓和，红花功在活血祛瘀、养血，二者为化瘀血、生新血的常用组合。刘寄奴苦泄温通，善于行散，能破血通经，散瘀止痛。射干清热解毒、化痰散结，再加甘草以清热解毒、缓急止痛、调和诸药。纵观全方，能够活血补血、行气止痛，以活血止痛为主，兼清利湿浊，标本兼治。

二诊时，患者疼痛已十减其八，睾丸痛、会阴痛、腹股沟痛等基本消失，尿液滴白控制，效不更方，结合舌脉变化，在原方基础上，去王不留行、射干、甘草，佐以橘核加强行肝气、散结止痛之效。后随访患者，睾丸、腹股沟疼痛消失，生活质量明显改善。

（本节编者：郑燕飞　白明华　刘兴　李博怿　严云）

第十一节　五官科疾病

一、复发性口腔溃疡

病案：复发性口腔溃疡（脾胃湿热证）

刘某，男，54 岁。2018 年 4 月 17 日初诊。

主诉：口腔内黏膜溃疡反复发作 30 余年。

现病史：患者口腔内黏膜溃疡反复发作 30 余年，曾使用口喷剂、内服中药等，均未见明显好转。就诊时刻下见口腔黏膜破溃，易疲劳，乏力，双下肢沉重。头皮痒，头屑多。睡眠正常，纳可。大便稀溏，每日 1 次。脉弦滑，舌边红，苔中厚。

既往史：无明显药物食物过敏史。

西医诊断：复发性口腔溃疡。

中医诊断：口疮（脾胃湿热证；湿热体质）。

治法：调理脾胃，清热祛湿。

处方：藿香 10g（后下），黄连 10g，黄柏 10g，砂仁 6g（后下），茵陈 10g，竹茹 10g，细辛 3g，青黛 6g（包煎），金银花 15g，生甘草 10g，30 剂。水煎服，日一剂，早晚分服。

锡类散 2 支，外敷患处。

二诊（2018 年 5 月 31 日）：患者口腔溃疡十减其半，溃疡面积减小，发作频率减少，脉滑。

处方：黄柏 10g，砂仁 6g（后下），藿香 10g，黄连 10g，细辛 3g，青黛 6g（包煎），石菖蒲 9g，珍珠母 30g，金银花 20g，甘草 10g，茵陈 10g，竹茹 10g，30 剂。水煎服，日一剂，早晚分服。

按：复发性口腔溃疡是发病率最高的口腔黏膜病。该病以口腔黏膜各部位反复发作的溃疡为特征，不伴有其他疾病体征，具有周期性、复发性、自限性特征，溃疡灼痛明显。本病可发于除角化完全的附着龈、硬腭以外的任何部位。其病因较复杂，尚不明确，多认为是免疫学异常、心理社会因素、遗传因素、感染因素、消化系统因素等多种因素综合作用的结果，且存在明显的个体差异。目前临床大多根据口腔溃疡大小、深浅及数目不同分为轻型、重型和疱疹样溃疡三种。

口腔溃疡归属于中医学"口疮"等范畴，是指口舌发生疮疡或溃烂的一种病证，局部灼痛常反复发作，经久不愈。本病多认为是心脾积热，外感热邪，阴虚阳亢或虚阳浮越所致。其病因则多认为是饮食不节，情志所伤，外感邪热，体质虚弱。目前临床对口腔溃疡的治疗以清热泻火为主，王老师对口疮的辨治强调辨病与辨证相结合，整体与局部相配合，认为口疮主要与湿热体质相关。现代人之口疮多为脾胃寒热错杂所致，脾胃为中土，脾升胃降，两者调和，相互为用化生气血，供养全身，若脾胃阴阳偏盛，升降失调，则易生湿邪，湿郁化热，湿浊上蒸口舌，腐蚀肌膜，发为口疮，而现代人饮食结构较前明显改变，高热量、高脂肪饮食即肥甘厚腻之品易滋生湿热，湿热为患则缠绵难愈。因此，王老师治疗口疮主以调理脾胃、滋补肾阴、清热利湿为法。

本案患者受口腔溃疡困扰 30 余年，正气已虚，脾胃运化失司，湿气内蕴，因此大便不成形，脉有滑象。湿气久积化热，而成湿热体质，舌边红苔中部厚腻，肢体困重，易有乏力感，均为湿热内困之象。湿热纠缠，蕴蒸上扰，致使口疮反复发作，头部皮屑垢浊频生。治疗以调和脾胃伏火、清热利湿为法，两方皆用封髓丹加清热利湿之品。

方中黄柏、砂仁、甘草三药合为封髓，黄柏入心、脾、肾经，调和三焦之火，砂仁下气，引五脏之气归肾，甘草调和上下而伏火，三药配合使水火既济。青黛清热凉血，《太平圣惠方》中载有其与细辛、黄柏等药配伍治疗口舌生疮。藿香、石菖蒲、黄连化湿和中，珍珠母镇降上炎之火，金银花清热解毒，茵陈清利湿热，竹茹清热化痰。诸药配合即可调伏上炎之火令水火相济，又有清热利湿之力，湿去则火热无所依附，再配合解毒化腐的锡类散内外兼施，则反复发作之口疮可除。

二、干眼症

病案：干眼症（脾虚湿阻证）

杨某，女，50 岁。2018 年 8 月 9 日初诊。

主诉：双眼干涩 2 年余。

现病史：患者于 2015 年 11 月无明显诱因出现眼睛干涩，双眼睑乏力、水肿，双眼无法睁开伴全身疲乏无力，气短，活动出汗，怕冷，嗜睡，于北京某医院诊断为干眼症，时予补中益气汤加味治疗，病情得到控制。近期患者再次出现睁眼困难、眼睛干涩等症状，需滴眼药水缓解。刻下见眼睛干涩、睁眼困难，全身乏力，舌微胖，苔中微腻，脉沉滑。

既往史：类风湿性关节炎。

个人史：2017 年停经。

西医诊断：干眼症。

中医诊断：干涩昏花症（脾虚湿阻证；气虚体质）。

治法：健脾益气，升清降浊。

处方：生黄芪 60g，党参 15g，炒白术 15g，陈皮 10g，柴胡 12g，升麻 10g，炙甘草 6g，当归 10g，枳壳 20g，郁金 15g，泽泻 15g，30 剂。水煎服，日一剂，早晚分服。

二诊（2018 年 12 月 11 日）：服上方后，患者睁眼、视物如常人，精神亦振。后停药，近两周鼻塞、鼻干、打喷嚏，眼睑浮肿，睁眼有些困难，但可以看电视、书籍、手机等，日常活动无明显影响。舌胖，苔薄，脉沉滑。

治法：升阳通窍，益气利水。

处方：辛夷散加减。辛夷 10g（包煎），藁本 10g，防风 10g，白芷 9g，升麻 12g，桑白皮 15g，冬瓜皮 20g，茯苓 15g，泽泻 15g，车前子 10g，生黄芪 60g，柴胡 10g，枳壳 10g，郁金 10g，延胡索 10g，30 剂。水煎服，日一剂，早晚分服。

按：干眼症又叫角结膜干燥症，是由于任何原因引起的泪液质和量异常或动力学异常导致的泪膜稳定性下降，并伴有眼部不适，导致眼表组织病变为特征的多种疾病的总称。本病主要临床表现为眼睛干涩，异物感和（或）磨砂样感，视疲劳，眼睑沉重感，视物模糊和（或）视力波动，痒，畏光，眼红，烧灼感，畏风。西医学认为本病主要与泪膜稳定性破坏、泪液渗透压增高、眼表炎症及神经感觉异常等因素有关。中医学认为五脏六腑之精气，皆上注于目而能视，如果气血津液不能上荣于目，则可引起本病。其中，虚证为肝肾阴虚、肺阴不足、气血亏虚，导致不能濡润目精；实证为气滞、血瘀、痰湿、燥热等邪气阻滞肝脉，不能上乘于目，导致干眼症。

本案患者除了眼睛干涩、睁眼困难等症状以外，还有全身疲乏无力、气短、活动出汗、嗜睡、脉沉等症状，属于气虚体质。而且眼睑属脾，双眼睑乏力、睁眼困难、水肿，舌胖，说明此人脾虚湿盛，脾气不足，脾不升清，津液不能上荣于目而引起诸症。故本案不用滋阴填精，增津液，而重用益气升清，气行则精血津液亦行，上乘于目则目精得以滋润，浊气降，则水肿自消。治病求本，以调体为主，兼顾病证，不仅干眼症明显改善，精神体力也明显增强。

方中重用黄芪，补中益气，升阳举陷，合党参、炙甘草、白术共奏健脾益气之效。当归补血养血，有形之血不能速生，配黄芪，气能生血，有当归补血汤之意。取升麻、柴胡助黄芪升阳举陷，既可升提下陷的清阳之气，气血随之上乘于目，濡润目精，则眼睛干涩之症得以改善。气虚易气滞，故以陈皮理气。益气升清之品中，配枳壳、泽泻，助于降浊，水湿随之降，眼睑之肿胀得以消除。郁金入肝，肝开窍于目，引诸药入目。诸药配合，益气健脾，升清降浊，气血津液上荣于目，水湿浊气下行，眼睛干涩及无力睁眼、疲劳等诸症均得到改善。二诊时出现鼻炎症状，眼睛干涩不明显，仍以调理气虚体质为主，兼以通鼻窍，两者兼顾。

（本节编者：张妍　刘兴）

第十二节　其他疾病

一、多汗症

病案：多汗症（脾肾两虚，寒湿阻络证）

李某，男，44 岁。2018 年 8 月 9 日初诊。

主诉：汗出较多、腰困重近 10 年。

现病史：近 10 年以来患者腰部以下大腿根部以上易汗出，且后背汗出严重，站久则腰酸困重。平素手脚冰凉，手脚心易汗出。小便正常，大便偶有稀溏，睡眠尚可，有烦躁感。

西医诊断：多汗症。

中医诊断：汗证（脾肾两虚，寒湿阻络证；气虚体质）。

治法：益气固表止汗。

处方：黄芪 10g，桑叶 20g，穞豆衣 20g，仙鹤草 30g，30 剂。水煎服，日一剂，早晚分服。

二诊（2018 年 10 月 9 日）：腰背下肢出汗略减（十减其三），站久腰部困重，脉细弦，舌微胖，苔薄。

治法：补脾益肾。

处方：炒白术 30g，杜仲 15g，川牛膝 15g，怀牛膝 15g，金毛狗脊 20g，仙鹤草 60g，穞豆衣 30g，山萸肉 20g，21 剂。水煎服，日一剂，早晚分服。

三诊（2018 年 11 月 27 日）：出汗得减（已减其半），腰部困重明显改善，脉细弦，舌微胖，苔水滑。

治法：祛寒除湿。

处方：肾着汤加味。炒白术 20g，茯苓 15g，白芍 10g，生姜 10g，杜仲 15g，川牛膝 20g，金毛狗脊 20g，仙鹤草 30g，淡附子 10g，30 剂。水煎服，日一剂，早晚分服。

四诊（2019 年 1 月 10 日）：服 10 月 9 日方，背、腰、下肢、手足心汗出症状缓解 80%，久站腰困症状缓解 80% 以上，舌微胖，苔薄，脉微弦。

治法：补肾敛汗。

处方：稆豆衣 15g，仙鹤草 30g，山萸肉 20g，怀牛膝 12g，炒杜仲 12g，金毛狗脊 20g，菟丝子 15g，熟地黄 12g，21 剂。水煎服，日一剂，早晚分服。

按：多汗症是指局部或全身皮肤出汗量异常增多的现象。真正全身性多汗症较少见，即使是全身性疾病所致的多汗症也主要发生在某些部位。全身性多汗症主要是由其他疾病引起的广泛性多汗，如感染性高热等。局部性多汗症常初发于儿童或青少年，往往有家族史，有成年后自然减轻的倾向。多汗症的原因分为疾病性和功能性：①疾病性：多见于内分泌失调和激素紊乱，如甲状腺功能亢进、垂体功能亢进、妊娠、糖尿病、神经系统疾病、发热性疾病，以及一些遗传性综合征等。②功能性：大多与精神因素有关，如精神紧张、情绪激动、愤怒、恐怖及焦虑等，为交感神经失调所致。中医学认为，汗证是指由于阴阳失调，腠理不固，而致汗液外泄失常的病证。根据汗出的临床表现，可分为自汗、盗汗、脱汗、战汗、黄汗五种。汗证常因邪客表虚、营卫不和、肺气亏虚、卫表不固、阳气虚衰、津液失摄、阴虚火旺、虚火烁津、热邪郁蒸、迫津外泄等所致。多汗症与中医体质学关系密切，如素体阳盛，感邪日久，郁而化热，热淫于内，迫津外泄，易见蒸蒸汗出；素体阴虚，阴虚则阳亢，虚火内生，寐则阳气入阴，营阴受蒸则外泄，易见夜寐盗汗；体质虚弱之人，卒感风邪，可使营卫不和，卫强营弱，卫外失司，营阴不能内守则汗出；素体虚弱之人，肌表疏松，腠理不固而汗自出。因此，在临床治疗遣方用药之时，要注意调理患者的体质，以达到治疗彻底、不易复发的目的。

本案患者肾气虚弱，肌表疏松，腠理不固则腰部以下大腿根部以上易汗出；寒为阴邪，其性凝滞，湿亦为阴邪，其性趋下重浊，腰为肾之府，寒湿之邪留着于肾，则腰酸困重；寒湿困脾，脾虚不运，则大便偶有稀溏；素体虚寒，失于温煦，则平日手脚冰凉；气虚不固，津液外泄，则手脚心易汗出。阳虚不摄，则阳明经循行的主要部位——后背汗出严重。虚热扰心，则有烦躁感。综上，本案患者证属脾肾两虚，寒湿阻络。舌微胖，苔水滑亦为寒湿之邪困于脾肾，气化失司，水液不得温化之象。治宜温补脾肾，散寒祛湿。初诊主要为解决主要矛盾，治法为益气固表止汗。方中用黄芪甘温，善入脾胃，可补气健脾，益卫固表，以治其本；仙鹤草补虚敛汗；桑叶疏散风热，清肺润燥，敛阴止汗；稽豆衣清虚热，止盗汗。桑叶和稽豆衣为王老师临床上治疗多汗症的常用药，止汗疗效显著。王老师常说，清末民初名医丁福保用其治疗自汗、盗汗，无不神效。同时，仙鹤草服之可令人体力大增，神气顿复，在止汗同时寓有益气之功。据现代药理研究证实，仙鹤草有促进血液凝固，并有收缩血管（特别是周围血管），提高机体免疫力的作用，故王老师临床多将其用于治疗静脉漏性及静脉引流障碍性阳痿。综观全方，四味止汗中药从不同层次发挥止汗作用，效专力宏。

二诊治法在初诊较好治疗效果的基础上，突出了补脾益肾以固其本。方中炒白术味甘、苦，性温，归脾、胃经，可益气健脾、燥湿利水、止汗；杜仲味甘，性温，归肝、肾经，可补肝肾、强筋骨，主治肾虚腰痛及各种腰痛。二者合用，以共同温补脾肾，散寒祛湿，敛阴止汗，以治其本。川牛膝、怀牛膝味苦、辛，性微温，可补肝肾、强筋骨；金毛狗脊可祛风湿、补肝肾、强腰膝，均可主治风湿痹证及腰膝酸软等；山萸肉补益肝肾，收敛固涩，主治腰膝酸软、大汗不止。四药合用可增强补益肝肾、强健筋骨的功效。仙鹤草、稽豆衣为初诊时所用止汗药物，在保留原方用药的基础上，加大了剂量，以增强止汗功效。

三诊治法在前诊取得较好临床效果的基础上，以温补脾肾、祛寒除湿立法，处方以肾着汤加味。肾着，为寒湿痹于腰部，因腰为肾之外府，故名之。肾着汤为治疗寒湿腰痛的主方，《金匮要略·五脏风寒积聚病脉证并治》中又名"甘姜苓术汤"："肾着之病，其人身体重，腰中冷，如坐水中，形如水状，反不渴，小便自利，饮食如故，病属下焦，身劳汗出，衣里冷湿，久久得之，腰以下冷痛，腹重如带五千钱，甘姜苓术汤主之。"原方重用干姜配甘草以温中散寒，茯苓配白术以健脾除湿，寒去湿除，阳气温行，腰中即温，肾着遂愈。三诊处方在应用肾着汤的基础上，增加了温补脾肾、散寒祛湿之品，如杜仲、川牛膝、金毛狗脊，三药共用，以增强温补肝肾、强筋壮骨、散寒祛湿、敛阴止汗的功效；附子辛甘大热，归心、脾、肾经，可补火助阳，中温脾阳，下补肾阳，散寒止痛；保留仙鹤草以补虚敛汗。

四诊治法在前诊取得较好临床效果的基础上，以补肾敛汗立法，处方在三诊的基础上减附子，以防附子辛温太过耗伤人体阴精，同时，增加了养阴生津、平补阴阳之品，如菟丝子，其味辛、甘，性平，可补肾益精，平补阴阳，主治肾虚腰痛，脾肾阳虚所致便溏；熟地黄味甘纯阴，主入肾经，长于滋阴补肾，益精填髓。二药合用，增强了益阴生津、阴阳双补的功效。同时，保留王老师临床上常用的止汗中药：稽豆衣和仙鹤草，以益阴敛汗，补虚清热。

综观王老师一诊至四诊处方，初诊主要为解决主要矛盾，以益气固表止汗立法，重在缓解多汗的症状；二诊治法在初诊具有较好治疗效果的基础上，突出了补脾益肾以固其本；三诊以温补脾肾、祛寒除湿立法，处方以肾着汤加味，重在前方温补脾肾的基础上，散寒祛湿，以除寒湿之痹；四诊重在固护阴津，补肾敛汗，以防温散太过耗伤阴津。处方立法主调体质之本，兼治病症之标，标本兼治。本病患者有近10年的病史，病情较重，如见效即停药，因短期调理而体质得不到完全纠正，病基未除，则病情易反复，本案患者坚持5个月调体治疗，使寒性体质得以纠正，故病证消除且无反复。

二、怕冷症

病案：怕冷症（心阳不足，心失所养证）

黄某，女，57岁。2019年7月30日初诊。

主诉：怕冷20余年。

现病史：患者畏寒怕冷严重，正值夏日，需穿3件厚衣物，以足心冷甚；四肢拘急肿胀，以胯骨以下一根筋为主要胀处，症状已持续20余年。自觉呃逆感，但难嗝出，右脸肿胀；睡眠质量差，入睡困难，白天疲乏；血压低：90/60mmHg，同时患有肩周炎、腰椎间盘突出症、颈椎骨质增生、膝关节退行性骨关节病、心率异常、心肌缺血、心脏左室增大等基础病，脉沉滑，舌淡微胖。

西医诊断：怕冷症。

中医诊断：怕冷（心阳不足，心失所养证；阳虚体质）。

治法：温通心阳，利水化湿。

处方：桂枝附子汤合桂枝甘草汤。桂枝12g，白芍10g，炙甘草6g，生姜10g，红枣10g，淡附子10g，茯苓20g，白术20g，姜黄12g，30剂。水煎服，日一剂，早晚分服。

二诊（2019年9月3日）：服7月30日方畏寒已减，刻诊膝关节及足趾痛，脉细弦。

处方：熟地黄30g，山萸肉15g，山药20g，牡丹皮10g，茯苓15g，泽泻10g，炙附子10g，肉桂10g，白术20g，30剂。水煎服，日一剂，早晚分服。

按：怕冷症没有明确的定义，以身体严重畏寒怕冷为主要特征。日本学者将其称为怕冷症。怕冷症男女均可发生，女性多于男性。王老师在临床上诊治过不少怕冷症，现将其主要临床表现介绍如下。

1. 患者十分怕冷，在寒冷的冬季需要穿超过常人几倍厚的衣服，盖几条棉被，甚至睡电热毯以御寒，严重者在冬季不能出门。

2. 在炎热的夏季，患者也不感觉炎热，仍然怕冷，需要穿长衣长裤，甚至秋冬季衣服和棉鞋厚袜方能缓解怕冷。

3. 患者感觉肢体寒冷，但是多数患者皮肤温度正常，甚至有些患者由于穿很多衣服而皮肤温度略高，他人触之皮肤温暖。

4. 有的患者还伴有自汗、盗汗。

5. 患者怕冷的部位不同，全身各个地方均可出现，严重者身体任何部位都怕冷，这样的患者需要用衣物将自己全身包裹起来。

6. 患者精神萎靡不振、气短懒言、工作生活能力下降，伴有性功能障碍。

7. 部分患者除了怕冷以外，还有口干口渴、手足心热的内热表现。

经过调查发现，女性怕冷症患者绝大多数有 3 次以上的人工流产史，流产后立即工作没有卧床休息、复感风寒湿邪或心情抑郁所致。此外，有的患者还与居住工作环境阴冷潮湿有关；男性患者多与劳累、居住工作环境阴冷潮湿有关，或者由于当成表证误治过用发汗药物导致大汗伤阳，久之成为本病。其具体的病因病机尚需进一步的研究。

怕冷症的患者是全身性的怕冷，中医学认为冷过肘膝是肾阳不足的表现；女性患者有反复流产史，一般有 3 次以上流产史的女性会出现比一般人怕冷的表现，并且随着流产次数增多怕冷程度加重。胞宫归肾所主，患者在怀孕后雌激素、孕激素分泌增多，突然采用人工流产法中断妊娠，造成体内雌激素、孕激素水平突然下降，再加之患者不注意休息、感寒遇冷，损伤肾阳。怕冷症的患者还表现为畏风、自汗、容易感冒，此为营卫不和的表现。因此，认为肾阳虚衰、营卫不和是怕冷症的基本病机。

本案患者心阳虚衰，心失所养，则心神空虚无主，心中悸动不安，出现心率异常、心肌缺血、心脏左室增大、睡眠质量差、入睡困难等表现。阳虚失温，筋脉失养，则出现四肢拘急肿胀，右脸肿胀等一系列症状。患者素体虚弱，中气不足，胃失和降，则膈间气机不利，气逆动膈，则自觉呃逆感难嗝出。中气虚衰，则水谷精微不充，故白天疲乏。脉沉滑，舌淡微胖，为阳虚水泛之象。患者本在心阳虚衰，心失所养，标在寒凝血瘀，属阳虚体质，治当标本兼顾，采用温通心阳、利水化湿、活血化瘀之法。

本案患者处方以桂枝加附子汤合桂枝甘草汤加减。桂枝加附子汤出自

《伤寒论》，原方治疗"太阳病，发汗，遂漏不止，其人恶风，小便难，四肢微急，难以屈伸者"，火神派重视阳气，善用附子，王老师治疗怕冷症喜用桂枝加附子汤，依据患者病情的严重程度，逐渐加大附子的用量以温补阳气。王老师常说，叶氏应用桂枝汤的主要着眼点在一个"虚"字上，正深得仲景心法。《伤寒论》用本方治表虚有汗之风寒。这个表虚，诚非仅为"表"之虚，乃平素体质虚弱，卫气抗邪无力，肌表腠理不固，一旦感受风寒，则为汗出脉浮缓而弱，故用桂枝汤发中有收，滋阴和阳，无犯虚虚之戒也。叶氏用桂枝汤治外感的标准，不是汗之有无，也非脉之浮沉，而在阳气是否虚弱。这使王老师受到了启发。桂枝汤加减可治疗痹证，如本案所用桂枝甘草汤。桂枝甘草汤出自《伤寒论》，该方具有补助心阳、生阳化气、扶阳补中的功效。原方治疗"发汗过多，其人又手自冒心，心下悸，欲得按者"。方中桂枝味辛、甘，性温，辛通甘补，入心助阳；炙甘草味甘，性温，补中益气，缓急定悸。桂枝与甘草相伍，辛甘合化，生阳益气，温通心阳，且甘者缓之，既可使桂枝温而不燥，又能缓和悸动之势，如此心阳得复，心悸自平。生姜味辛，性温，既助桂枝温通心阳，又能暖胃止呕；姜黄味辛、苦，性温，既助桂枝辛通之功，又可活血行气，通经止痛；红枣味甘，性平，益气和中；白芍酸苦敛阴，养血柔肝，和甘草相配，有芍药甘草汤方义，以缓急止痛；茯苓味甘、淡，性平，归心、脾、肾经，可利水渗湿，健脾宁心；白术味甘、苦，性温，归脾、胃经，可益气健脾，燥湿利水。苓术合用，健脾渗湿，益气宁心，再与桂枝、甘草合用，又有仲景温阳化饮、健脾利湿方苓桂术甘汤方义。综观全方，可温通心阳，利水化湿。全方主调阳虚体质之本，兼治病症之标，标本兼治。

2019年9月3日，二诊在前诊取得较好治疗效果的基础上，突出了补肾化湿的立法。处方以右归丸合六味地黄丸加减化裁。六味地黄丸为补益剂，具有滋阴补肾之功效。方中重用熟地黄，滋阴补肾，填精益髓，为君药；山萸肉补养肝肾，并能涩精；山药味甘，性平，主入脾经，健脾补虚，涩精固肾，共为臣药。三药相配，滋养肝脾肾，称为"三补"。但熟地黄的用量是山萸肉与山药两味之和，故以补肾阴为主，补其不足以治本。配伍泽泻利湿泄浊，并防熟地黄之滋腻恋邪；牡丹皮清泻相火，并制山萸肉之温涩；茯苓淡渗脾湿，并助山药之健运。三药为"三泻"，渗湿浊，清虚热，平其偏胜以治标，均为佐药。六味合用，三补三泻，其中补药用量重于"泻药"，是以补为主；肝脾肾三阴并补，以补肾阴为主，这是本方的配伍特点。右归丸为补益剂，具有温补肾阳、填精益髓之功效。原方用于肾阳不足，命门火衰证。此方在六味地黄丸中去"三泻"（泽泻、牡丹皮、茯苓）之品，再加温肾益精之品，如附子、肉桂、鹿角胶、菟丝子、杜仲、枸杞子、当归等。此方在补阳药中配伍补阴之品，以收阴中求阳之功，所用诸药纯补无泻，而成益肾壮阳之剂。二诊所用方药在六味地黄丸合右归丸的基础上，还加了白术，以增强益气健脾、燥湿利水的功效。综观全方，可补肾健脾、利水化湿。全方主调阳虚体质之本，兼治病症之标，标本兼治。

三、癌症术后

病案：癌症术后（肺阴不足，气阴两虚证）

王某，女，84岁。2019年3月27日初诊。

主诉：右肺占位半年余。

现病史：患者2018年9月于某医院疗胸部CT平扫示右肺占位，未行手术治疗，服中药治疗。平素易疲乏，尚可从事轻松活动，面色黄，心率慢，平均49次/分，纳差，口干，偶有口苦，失眠，难以入睡，需2～3小时方可入睡，易醒，醒后难以入睡，平均每天能睡4小时，阵发性干咳，畏风，无痰，无咽痛，小便白天尚可，晚上起夜4～5次，大便干，1～2天1次，自服通便药（具体不详）。

既往史：心脏病（早搏、心律不齐）15年，高血压15年（控制在120/60mmHg），目前均服药治疗。

西医诊断：癌症术后。

中医诊断：癌病（肺阴不足，气阴两虚证；阴虚体质）。

治法：养阴润肺。

处方：百合固金汤加味。百合30g，生地黄10g，熟地黄10g，玄参15g，浙贝15g，桔梗9g，甘草6g，麦冬10g，白芍10g，当归12g，紫菀20g，21剂。水煎服，日一剂，早晚分服。

二诊（2019年7月29日）：前投百合固金汤滋阴润肺通肠，干咳已减，大便通畅。今诊舌干少津，口干思饮。

处方：玄参20g，浙贝10g，生牡蛎30g（先煎），百部10g，百合30g，天冬10g，麦冬10g，当归10g，决明子15g，21剂。水煎服，日一剂，早晚分服。

按：西医学认为，癌是指起源于上皮组织的恶性肿瘤，一般人们所说的"癌症"习惯上泛指所有恶性肿瘤。癌症具有细胞分化和增殖异常、生长失去控制、浸润性和转移性等生物学特征，其发生是一个多因子、多步骤的复杂过程，分为致癌、促癌、演进三个过程，与吸烟、感染、职业暴露、环境污染、不合理膳食、遗传因素密切相关。恶性肿瘤有很多种，其性质类型各异、累及的组织和器官不同、病期不同、对各种治疗的反应也不同，因此大部分患者需要进行综合治疗。所谓综合治疗就是根据患者的身体状况、肿瘤的病理类型、侵犯范围等情况，综合采用手术、化疗、放疗、免疫治疗、介入治疗、微波治疗等手段。中医学认为，癌病是多种恶性肿瘤的总称，以脏腑组织发生异常增生为其基本特征。临床上以肿块逐渐增大，表面高低不平，质地坚硬，时有疼痛、发热，常伴乏力、纳差、消瘦并进行性加重为主要症状。癌病多由于正气亏虚、感受邪毒、情志内伤、饮食失调、旧有宿疾等因素，使脏腑功能失调，气血津液运行失常，产生气滞、血瘀、痰凝、湿浊、热毒等变化，蕴结于脏腑组织，相互搏结，日久渐积而成。癌病主要病机是痰瘀郁毒，阴伤气耗，虚实夹杂。病理属性总属本虚标实，多因虚而得病，因虚而致实，是全身属虚、局部属实的疾病。发病初期邪盛正虚不明显，故以气郁、血瘀、痰结、湿聚、热毒等实证为主。中晚期由于癌瘤耗伤人体气血津液，故多出现阴伤、气虚、气血亏虚、阴阳两虚等病机转变。不同的癌病其病机上又各有特点，其中，肺癌之本虚以阴虚、气阴两虚多见，标实以气滞、瘀血、痰浊多见。

本案患者素体亏虚，年事已高，则正气亏虚，无力化生水谷精微，故面色黄，纳差；久病虚耗，肺阴不足，故口干、干咳无痰；肺属金，肾属水，金水相生，肺阴亏耗则不能输布津液下达于肾，则肾水之上源竭；肾水既亏，水不制火，则虚火上炎而烁金，形成肺肾两亏、母子俱损的病变。肺与大肠相表里，肺阴亏虚则大肠传导失司，大便干结；肾水既亏，虚火上扰，故口苦，失眠，难以入睡，需 2～3 小时方可入睡，易醒，醒后难以入睡，平均每天能睡 4 小时。患者本在气阴两虚，标在大便干结，属阴虚体质，治当标本兼顾，采用养阴润肺之法。

拟方用百合固金汤加味。方中百合配麦冬，滋肺而润燥，清虚热而止咳，充水之上源而固肺金，共为君药。生地黄、熟地黄、玄参滋肾壮水以制虚火，其中，生地黄兼凉血止血，玄参兼治咽喉燥痛，合而为臣。君臣相协，则肺金得润，阴液可下输以充肾水；肾水得壮，津液可蒸腾以上濡肺金，金润水壮则虚火自熄，故有金水相生之妙。浙贝润肺化痰以止咳；百部甘润苦降，润肺止咳；紫菀润肺止咳，润肠通便；当归养血补肝，滋阴润燥；决明子清热明目、润肠通便；牡蛎重镇安神、平肝潜阳、软坚散结；白芍和营泄热，敛阴柔肝以防木反侮金。以上共为佐药，增强润肺止咳、润肠通便的功效。

桔梗载诸药入肺以化痰利咽。综观全方，可养阴润肺，主调阴虚体质之本，兼治病症之标，标本兼治。

四、消瘦

病案：消瘦（脾胃虚弱证）

杨某，女，18岁。2020年8月5日初诊。

主诉：消瘦、闭经1年余。

现病史：患者自诉1年余前上高中后因食堂饭菜不合口味，常饥饱交替后胃部不适，体重减轻15kg，现身高163cm，体重35kg，后出现闭经，就诊于当地医院，予以黄体酮胶囊，后胃部不适加重，月经未至。现食少，食后不可坐，食后腹胀。便秘。

西医诊断：消瘦。

中医诊断：羸瘦（脾胃虚弱证；气虚体质）。

治法：健脾开胃。

处方：资生丸加减。麦冬10g，白术10g，扁豆10g，陈皮6g，山药15g，甘草6g，莲子10g，砂仁6g（后下），薏苡仁10g，桔梗6g，黄连6g，茯苓10g，当归10g，30剂。水煎服，日一剂，早晚分服。

二诊（2020年9月24日）：本月体重增加1kg，上月增加5kg，月经未至，大便2～3日一行，时不成形。脉细，苔薄。

处方：党参10g，炒白术10g，炒白扁豆10g，陈皮6g，山药15g，炙甘草6g，莲子10g，砂仁6g（后下），生薏苡仁10g，藿香9g，黄连6g，决明子12g，茜草15g，神曲12g，益母草20g，鸡血藤15g，30剂。水煎服，日一剂，早晚分服。

按：消瘦是指各种原因造成体重低于正常低限的一种状态。通常认为低于标准体重的10%就可诊断为消瘦，引起消瘦的原因包括以下几个方面：营养物质摄入不足；营养物质消化、吸收障碍；营养物质利用障碍；营养物质消耗增加；减肥；体质性消瘦等。此外，由于性激素来源于胆固醇，所以当女性长期处于消瘦状态，下丘脑促肾上腺皮质激素释放因子就会特异性地刺激肾上腺系统，从而平衡机体的应激状态，进而可能引起闭经，并且消瘦状态也会进行性加重。中医学认为，脾胃为"后天之本""气血生化之源"，胃主受纳，脾主运化。脾胃腐熟运化产生水谷精微，营养四肢百骸，肌肉才能发达丰满。当脾胃功能减弱，水谷精微无以化生，则肢体肌肉无以充达，故见形体消瘦。因此，人体的胖瘦和营养物质的吸收与脾胃功能的关系极为密切。

本案患者为青少年女性，既往有饥饱失常的饮食习惯，脾胃之气受损，故见胃部不适。李东垣在《脾胃论》中记载："脾胃俱旺，则能食而肥。脾胃俱虚，则不能食而瘦。"患者脾胃受损，伤及胃气，纳食功能下降，则食少；脾胃纳运失常，气机升降失调，胃气壅滞，则见食后腹胀、食后不可坐；日久气虚则大肠传导无力，排便时间延长，故见便秘；长期脾胃功能虚弱，则气血生化乏源，血海空虚，故见闭经。

本案主要由脾胃之气受损而起，故立法以健脾开胃、益气和中为主，方予资生丸加减，《古今名医方论》评价本方："既无参苓白术散之滞，又无香砂枳术丸之燥，能补能运，臻于至和。于以固胎，永无滑堕，丈夫服之，调中养胃。名之资生，信不虚矣。"方用白术、甘草、扁豆甘温健脾阳；以莲子、山药甘平健脾，麦冬益胃阴；兼用陈皮、砂仁香燥以化湿；茯苓、薏苡仁淡渗以利湿；桔梗升清气；黄连清胃热；当归补血活血调经，兼有润肠通便之效。二诊患者体重增加，脾胃之气有所恢复，脉细、苔薄，可见上方奏效，但月经仍未至，大便时不成形。故在补益脾胃的基础上注重调畅气血运行，使补而不滞。上方加党参补脾益气，神曲健脾和胃；脾阴得复，故减麦冬以防滋腻碍脾，脾胃气机升降得调故去桔梗；加益母草、茜草、鸡血藤活血调经助血下行；加决明子以增强润肠通便之效，配藿香芳香化湿。

五、上睑下垂

病案：上睑下垂（中气下陷证）

窦某，女，62岁。2019年5月30日。

主诉：眼睑下垂10年。

现病史：患者右眼睑下垂，晨起右眼完全闭合，不能睁眼视物，近半年来伴有咳嗽。

既往史：发现高血压6年，最近半个月血压升高至160～170/60～70mmHg，1周前开始服贝尼地平片1/4片、每日两次，奥美沙坦酯片1/4片、每日两次，目前血压110～130/50～70mmHg。查心脏彩超：左心室轻度增大；心电图提示早搏（具体不详）。

西医诊断：上睑下垂。

中医诊断：睑废（中气下陷证；气虚体质）。

治法：补中益气，升阳举陷。

处方：生黄芪20g，党参15g，白术10g，陈皮10g，升麻10g，柴胡

12g，当归 10g，仙鹤草 30g，白茅根 15g，30 剂。水煎服，日一剂，早晚分服。

二诊（2019 年 7 月 9 日）：前投补中益气汤，右眼晨起可睁开，左右眼同等，至中午右上眼睑有下垂感，至晚眯如一缝状，需用手撑起眼皮方可视物，两眼有眼眵分泌，两眼略干。苔中微腻，脉弦滑。

治法：补中益气，清肝明目。

处方：生黄芪 20g，党参 15g，白术 10g，陈皮 10g，升麻 10g，柴胡 12g，当归 10g，枳壳 15g，葛根 15g，仙鹤草 30g，桑叶 10g，桑椹 15g，菊花 10g，30 剂。水煎服，日一剂，早晚分服。

三诊（2019 年 9 月 12 日）：右上眼睑下垂基本控制，现日常可以睁开。尚有咳嗽时作。脉弦，苔根微黄。

处方：生黄芪 20g，党参 15g，白术 10g，陈皮 10g，升麻 10g，柴胡 12g，当归 10g，枳壳 15g，桑叶 10g，菊花 10g，仙鹤草 20g，木蝴蝶 9g，30 剂。水煎服，日一剂，早晚分服。

四诊（2019 年 9 月 22 日）：右上眼睑下垂改善 30%。反酸、打嗝、烧心 3 个月，查幽门螺杆菌（-）。时有乏力、胸闷，纳可，夜寐一般，入睡困难，约 1 小时入睡，可睡 6 小时，大便每日 1～2 次，成形。舌质淡红，苔薄黄，脉弦。

处方：刺五加 15g，红景天 15g，夏枯草 15g，法半夏 10g，太子参 10g，麦冬 10g，五味子 6g，椿根皮 10g，竹茹 9g，21 剂。水煎服，日一剂，早晚分服。

五诊（2019 年 12 月 2 日）：现右眼可睁开，但与左眼不能同等程度睁开，两眼分泌物减少，大便日一行。

处方：生黄芪 20g，白术 10g，陈皮 10g，升麻 20g，柴胡 12g，当归 10g，党参 10g，炙甘草 6g，桑叶 20g，菊花 10g，决明子 15g，仙鹤草 30g，刺五加 15g，葛根 20g，槐角 20g，30 剂。水煎服，日一剂，早晚分服。

按：上睑下垂的原因很多，根据眼肌运动障碍的机制可分为神经源性、肌源性、腱膜性、机械性和假性上睑下垂等。在平视前方时，上睑覆盖角膜上缘及瞳孔，上睑覆盖角膜上方超过 2mm，可诊断为上睑下垂。老年人随着年龄增长，提上睑肌及其腱膜被过度拉长，失去弹性所产生的上睑下垂可能为生理性，在诊断考虑疾病时尤其需要慎重。

中医学将上睑下垂称为"睑废""睢目""视歧"，将眼睛局部由外至内分为胞睑、两眦、白睛、黑睛和瞳神等五个部分，命名为肉轮、血轮、气轮、风轮、水轮，总称"五轮"，分别内应于脾、心、肺、肝、肾五脏。其中肉轮部位指上下胞睑，分属于脾，脾主肌肉、主升清，与胃相表里，故胞睑的生理病理主要与脾胃相关。非外伤造成的上睑下垂多因脾胃虚弱、气血化生无源，气虚不能升提导致，从脾胃论治上睑下垂往往能取得较好疗效。

本案患者上睑下垂病史 10 年，并无外伤史，首先考虑从脾胃论治。初诊以补中益气汤加减，方中黄芪味甘、性微温，入脾、肺经，补中益气，升阳固表，为君药。配伍党参、白术补气健脾为臣药。酌加仙鹤草补气血，当归养血和营，协党参、黄芪共奏补气养血之功效；陈皮理气和胃，使诸药补而不滞；升麻、柴胡升阳举陷，协助君药以升提下陷之中气，共为佐使。二诊患者诉午后有上睑下垂感，加葛根升阳，予枳壳理气，使补而不滞。患者时有眼眵分泌、眼干，故予桑叶、菊花清肝明目，加桑椹补血滋阴。三诊患者上睑下垂情况基本控制，又增咳嗽病症，稍减升阳之品，加木蝴蝶清肺利咽。四诊患者上睑下垂明显改善，主诉为胃脘不适，入睡困难。故予半夏配竹茹降逆化痰，通降胃气，加椿根皮固冲止呃，使胃脘得安。半夏配夏枯草，半夏得至阴之气而生，夏枯草得至阳之气而长，二药相伍平衡阴阳，顺应阴阳变化规律而善治失眠，刺五加补肾益气安神；此外，患者血压偏高，夏枯草又可清肝降压；因乏力、胸闷予以生脉饮益气复脉，养阴生津，加红景天益气活血通脉。五诊患者症状均减轻，双眼可睁，下垂明显改善，且眼睛分泌物减少，再加槐角、决明子清肝明目。考虑到患者病程日久，用刺五加补肝肾以益气健脾。

六、颈部淋巴结炎

病案：颈部淋巴结炎（热毒壅盛，痰瘀互结证）

王某，男，40 岁。2018 年 1 月 25 日。

主诉：颈淋巴结肿痛。

现病史：患者自觉颈部不适，颈部有热、肿、痛感，大便调。2018 年 1 月 25 日超声影像学检查示双侧淋巴结较前已缩小，左侧 1.7cm×0.6cm，现 1.4cm×0.4cm，右侧 1.6cm×0.6cm，现 1.5cm×0.5cm。

西医诊断：颈部淋巴结炎。

中医诊断：痰毒（热毒壅盛，痰瘀互结证；湿热兼夹血瘀体质）。

治法：清热解毒，行气活血，化痰散结。

处方：桂枝 10g，蒲公英 20g，白头翁 20g，橘红 20g，浙贝 10g，土贝母 10g，莪术 20g，猫爪草 20g，夏枯草 20g，炮甲粉 3g（冲），皂角刺 20g，牛蒡子 15g，30 剂。水煎服，日一剂，早晚分服。

二诊（2018 年 9 月 25 日）：左侧面部肿胀未见，自觉颈部疼痛减轻；刻诊咽部有僵硬感，局部充血时引发淋巴结痛，悬雍垂水肿，脉细弦。

处方：会厌逐瘀汤加减。桃仁 9g，红花 9g，生甘草 6g，桂枝 10g，当归 10g，生地黄 15g，玄参 15g，赤芍 10g，僵蚕 10g，射干 9g，猫爪草 20g，龙葵 10g，山豆根 9g，21 剂。水煎服，日一剂，早晚分服。

三诊（2018 年 11 月 27 日）：前投会厌逐瘀汤加味。咽痒及淋巴结痛明显减轻，继予前方消瘿散结。

处方：桃仁 9g，红花 6g，生甘草 6g，桔梗 10g，当归 10g，夏枯草 20g，生地黄 15g，玄参 15g，赤芍 10g，射干 10g，僵蚕 10g，猫爪草 20g，北豆根 6g，30 剂。水煎服，日一剂，早晚分服。

四诊（2019 年 1 月 24 日）：淋巴结痛已基本控制，目前以咽痒不适、红肿为主。另提出右侧睾丸痛 6 年。

处方：金银花 15g，生甘草 6g，山豆根 6g，牛蒡子 10g，射干 10g，玄参 10g，桔梗 9g，僵蚕 9g，川楝子 10g，延胡索 10g，橘核 20g，威灵仙 10g，30 剂。水煎服，日一剂，早晚分服。

按：淋巴结是人体重要的免疫器官，正常人有 500～600 个淋巴结。淋巴结肿大常见于急慢性淋巴结炎、淋巴结结核和肿瘤等。结合本医案中患者的症状、体征及超声检查结果，考虑淋巴结炎可能性大，属中医学"瘰疬""痰毒"范畴，一颗垒然高起者为瘰，数颗历历不断者为疬。

本例患者为中年男性，平素生活压力较大，情志不畅，致肝气郁滞，不能疏达三焦水湿，水液运行不畅，水湿内停，久则聚而成痰，阻塞气机运行，从而导致痰气结于颈项，聚而成形，故见颈部淋巴结肿大。日久痰湿化热，热盛则成火热毒邪，加之肝郁气滞，郁而化热循肝经上行，郁久血行不畅成瘀，热毒与血瘀交结于颈项部，故见颈部热、红肿、疼痛。其证系肝胆之火上炎，与痰涎凝结而成。因此该患者的治疗重在清热解毒，行气活血，化痰散结。首诊时，因其有红肿、疼痛的表现，邪实明显，当先清热解毒散结以减轻患者标实症状，方以消瘰丸加减。夏枯草清肝火、散郁结，浙贝化痰消肿，解郁散结；白头翁，《神农本草经》谓之"消癥瘕积聚、瘿气"；猫爪草解毒散结，炮甲粉活血化瘀，配皂角刺破血散结，莪术理肝胆之郁，能够行气破血；蒲公英性寒味苦，能够清热解毒，消肿散结。综观全方，以化痰散结为主，兼清热解毒，活血化瘀，全方清肝胆之火，化痰涎之凝。

二诊时，患者自诉疼痛减轻，诊查可见肿胀消失，表明热毒之邪已去，但患者咽部仍有僵硬感、充血等表现，因痰瘀互结在内，直犯咽喉，经脉受阻，气血运行不畅，凝滞于会厌、咽关所致，故投会厌逐瘀汤治之，使血行瘀去，配桂枝增强行气之效，山豆根、龙葵消肿利咽，射干、僵蚕、猫爪草化痰散结。三诊时可见咽痒、颈部淋巴结痛明显减轻，表明上方奏效，故继予上方，加用桔梗利咽化痰，此时痰瘀之毒渐消，又因肝郁日久，下烁肾阴，故加用生地黄以滋阴。后期颈部淋巴结肿痛已消，时有咽痒、咽部充血等不适，改用金银花、牛蒡子祛上焦之火，射干、桔梗、山豆根、僵蚕等利咽化痰。此外，患者时有睾丸痛，多因邪客于厥阴肝经，故予玄参清热凉血，解毒散结，威灵仙活血通络，川楝子、延胡索、橘核散结止痛。其中，川楝子归肝经，可增强疏肝泄热之效，尤善治本病，如《本草备要》谓该药"行肝气，消肿散毒"。综上，王老师认为，对于这类炎症所致的颈部淋巴结肿大，当先以祛热毒之邪为主，即清热解毒为先，减轻红肿、疼痛的主要症状；随着热毒消退则主要症状缓解，但痰瘀仍在，局部肿块、僵硬感难消，此多为痰瘀互结，凝聚不散，治疗时当以活血化瘀配合化痰行气之品，以助散结。

（本节编者：杨星哲　李园　刘兴）

参考文献

[1] 王琦 . 中医原创思维研究十讲 [M]. 北京：科学出版社，2015.

[2] 靳琦 . 王琦"辨体－辨病－辨证诊疗模式"的理论要素与临床应用 [J]. 北京中医药大学学报，2006，29（1）：41-45.

[3] 王琦 . 王琦医书十八种·辨体－辨病－辨证诊疗模式创建与应用 [M].骆斌，整理 . 北京：中国中医药出版社，2012.

[4] 王琦 . 主病主方论 [J]. 中华中医药杂志，2014，29（1）：9-13.

[5] 王琦 . 王琦医书十八种·王琦方药应用 31 论 [M]. 倪诚，整理 . 北京：中国中医药出版社，2012.

[6] 王琦 . 王琦医书十八种·岐黄传人——我的中医之路 [M]. 詹鸿，杨玲玲，杨寅，整理 . 北京：中国中医药出版社，2012.

[7] 王琦，倪诚 . 辨体用方论（一）[J]. 天津中医药，2009，26（1）：1-4.

[8] 王琦，倪诚 . 辨体用方论（二）[J]. 天津中医药，2009，26（2）：93-95.